Wenli Sun
Mohamad Hesam Shahrajabian
Mehdi Khoshkharam

Fator de crescimento epidérmico e benefícios do colagénio para a saúde

Wenli Sun
Mohamad Hesam Shahrajabian
Mehdi Khoshkharam

Fator de crescimento epidérmico e benefícios do colagénio para a saúde

Imprint

Any brand names and product names mentioned in this book are subject to trademark, brand or patent protection and are trademarks or registered trademarks of their respective holders. The use of brand names, product names, common names, trade names, product descriptions etc. even without a particular marking in this work is in no way to be construed to mean that such names may be regarded as unrestricted in respect of trademark and brand protection legislation and could thus be used by anyone.

Cover image: www.ingimage.com

This book is a translation from the original published under ISBN 978-620-7-80513-6.

Publisher:
Sciencia Scripts
is a trademark of
Dodo Books Indian Ocean Ltd. and OmniScriptum S.R.L publishing group

120 High Road, East Finchley, London, N2 9ED, United Kingdom
Str. Armeneasca 28/1, office 1, Chisinau MD-2012, Republic of Moldova, Europe
Printed at: see last page
ISBN: 978-620-7-80055-1

SOBRE OS AUTORES

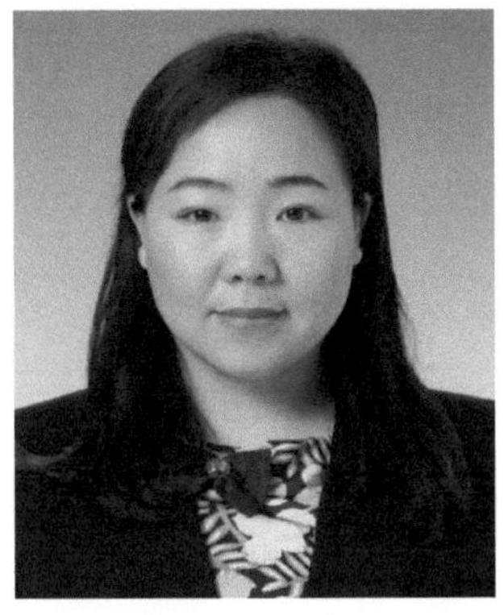

Wenli Sun

Laboratório Nacional de
Microbiologia Agrícola, Instituto
de Investigação em
Biotecnologia, Academia
Chinesa de Ciências Agrícolas,
Pequim 100086, China

É professora associada e chefe de equipa e trabalha em temas relacionados com a medicina tradicional chinesa, a influência alelopática e a agricultura sustentável. Trabalha também em temas relacionados com a biotecnologia e a ciência molecular. A sua investigação atual incide sobre a história do coronavírus humano e a influência da medicina tradicional chinesa na prevenção e no tratamento do coronavírus humano. O seu perfil completo está disponível em http://orcide.org/0000-0002-1705-2996.

1

Correio eletrónico correspondente: sunwenli@caas.cn

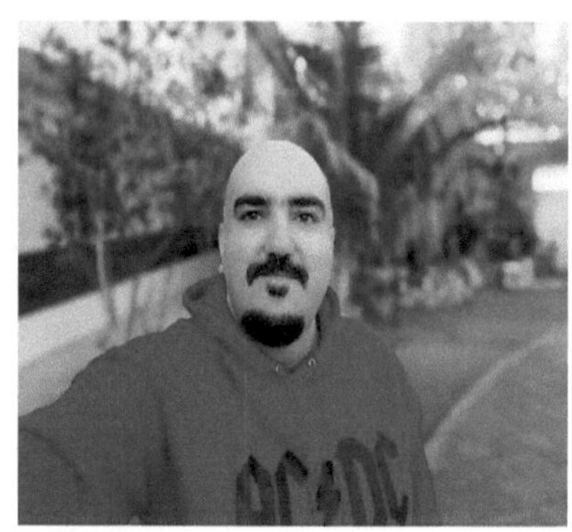

Mohamad Hesam Shahrajabian

Laboratório Nacional de
Microbiologia Agrícola, Instituto
de Investigação em
Biotecnologia, Academia
Chinesa de Ciências Agrícolas,
Pequim 100086, China

É investigador sénior de Agronomia e Biotecnologia. Interessa-se por culturas e ervas relacionadas com a medicina tradicional, especialmente as culturas da medicina tradicional chinesa e iraniana relacionadas com a agricultura biológica e a agricultura sustentável. A sua investigação atual é a influência das ervas medicinais e dos frutos nos coronavírus humanos. O seu perfil completo está disponível em http://orcide.org/0000-0002-8638-   1312. **Correio eletrónico correspondente:** hesamshahrajabian@gmail.com

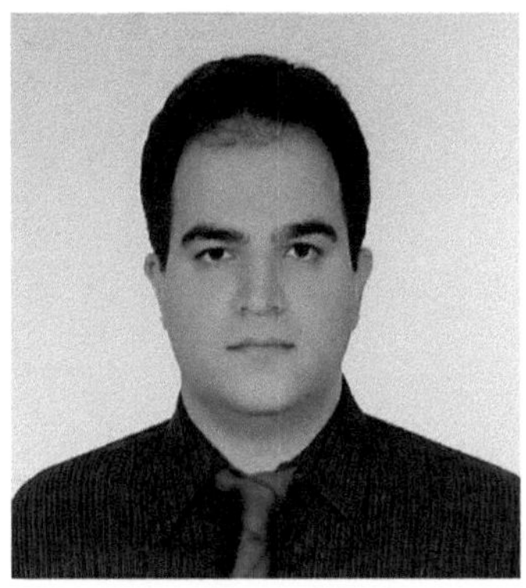

Mehdi Khoshkharam

Instituto de Investigação em Ciências Ambientais, Universidade Shahid Beheshti, Teerão, Irão

É investigador sénior de Agronomia e Biotecnologia e estudante de doutoramento na Universidade Shahid Beheshti, Teerão, Irão. Interessa-se pela modelação de culturas e pelo estudo da nutrição vegetal e do stress ambiental nas culturas, plantas hortícolas e ciências medicinais tradicionais.

Correio eletrónico correspondente: mehdi.khoshkharam@gmail.com

Fator de crescimento epidérmico e benefícios do colagénio para a saúde

WENLI SUN

MOHAMAD HESAM SHAHRAJABIAN

E

MEHDI KHOSHKHARAM

Fator de crescimento epidérmico e benefícios do colagénio para a saúde

Wenli Sun[1#*] , Mohamad Hesam Shahrajabian[1#] , e Mehdi Khoshkharam[1,2#]

[1]Laboratório Nacional de Microbiologia Agrícola, Instituto de Investigação em Biotecnologia, Academia Chinesa de Ciências Agrícolas, Pequim 100086, China

[2]Instituto de Investigação em Ciências Ambientais, Universidade Shahid Beheshti, Teerão, Irão

*Correspondência: sunwenli@caas.cn

#Os autores contribuíram igualmente para esta investigação

INTRODUÇÃO

O colagénio é o principal material proteico que constitui a base do osso, do tendão e de outros tecidos conjuntivos (Uzel e Buehler, 2011; Kisling et al., 2019; Shen et al., 022). O colagénio é definido como uma molécula de trímero de bobina enrolada, cada uma das quais inclui a sequência repetida de aminoácidos Gly-X-Y, em que X e Y são normalmente encontrados nos aminoácidos prolina e hidroxiprolina, respetivamente (Midura et al., 2007; Donmez et al., 2016; Teplicky etal., 2023). O colagénio é utilizado como matriz natural para melhorar o crescimento de células de mamíferos em estruturas 3D na engenharia de tecidos (Xiong et al., 2009). O fator de crescimento epidérmico (EGF) é um aminoácido que tem uma função básica na regulação do crescimento celular, migração, sobrevivência, apoptose, diferenciação e proliferação; é também vital nos procedimentos de epitelização da cicatrização de feridas, uma vez que induz os fibroblastos a crescer, migrar e acelerar a cicatrização (Mohanty e Pradhan, 2020; Sirowanto et al., 2021). O colagénio de tipo I é um substrato adequado para a adesão e o crescimento das células e é reescrito por várias células dos tecidos (Cross et al., 2010). O colagénio tipo I é a proteína mais abundante no corpo humano, criada pela dobragem de dois polipéptidos $\alpha1(I)$ e um polipéptido $\alpha2(I)$ na tripla hélice (Cai et al., 2010; Yano et al., 2012; Song et al., 2022). O colágeno tipo I é um colágeno fibrilar que consiste em duas cadeias $\alpha1$ e uma cadeia $\alpha2$ enroladas uma em torno da outra para formar uma hélice tripla (Kisling e Katwa, 2019). A deleção do homotrímero do colágeno 1 em células cancerosas suprime a progressão do tumor pancreático e enriquece as células T e o microbioma tumoral apropriado (Chen et al., 2022). Colagénio de tipo II na fibrocartilagem do menisco que actua como uma distinção morfológica entre a fibrocartilagem e a cartilagem hialina (Kambic e McDevitt, 2005). O colagénio de tipo II é um homotrímero constituído por três cadeias α_1 (II) idênticas à esquerda e é a proteína caraterística da cartilagem (Gawron et al., 2010; Tan et al., 2011; Wang et al., 2023). O colagénio tipo II é um colagénio fibrilar e o componente básico da cartilagem, constituindo 95% dos colagénios e quase 60% do peso seco (Claassen et al., 2006; Choi et al., 2014; Clarke et al., 2016; Hoolwerff et al., 2021). Chung et al. (2009) também relataram que o colágeno II, a proteína estrutural básica dos tecidos cartilaginosos, é sintetizado pela primeira vez como procolágeno, caracterizado pela presença de um domínio triplo-hélico estendido flanqueado pelos propeptídeos globulares N-terminal e C-terminal. Os colagénios de tipo I e II são diferentes no perfil de aminoácidos e noutras características, o colagénio de tipo I é mais eficaz para aumentar as propriedades do gel de surimi e pode aumentar o processo de gelificação e impulsionar as forças químicas nos géis (Zhao et al., 2023). O colagénio tipo II é tipicamente co-montado com o colagénio XI, onde é covalentemente reticulado ao colagénio IX e interage com pequenos proteoglicanos ricos em leucina (Jeevithan et al., 2015; Andrade et al., 2016; Hao et al., 2019). A força e a estabilidade do colagénio de tipo II conferem ao tecido integridade e resiliência ao stress (Kolpakova-Hart et al., 2008; Nishimura et al., 2011; Bagi et al., 2017; Shafik et al., 2019). O colagénio de tipo II tem parceiros de ligação importantes, nomeadamente a fibronectina e outros colagénios (Sun et al., 2004; Olsen et al., 2007; Tchetina et al., 2007; Alshammari e Amar et al., 2019; Groen et al., 2021). O colagénio de tipo III, uma proteína da matriz extracelular, é sintetizado pelas células como um pré-procolagénio (Kilic et al., 2011; Kuivaniemi e Tromp, 2019; Brisson et al., 2022), e é encontrado como o principal componente estrutural em órgãos ocos, como grandes vasos sanguíneos, intestino e útero (Guillaume et al., 2021; Yang et al., 2021). O colágeno tipo III é um colágeno fibrilar de homotrimeros contendo cadeias α1 (III) enroladas em torno umas das outras em uma tripla hélice destra (Richardot et al., 2009; Wu et al., 2010; Rasmussen et al., 2022), é codificado pelo gene COL3A1 localizado no cromossomo 2q31 (Monnet et al., 2000; Cohen, 2012; Bay-Jensen et al., 2018; Bihlet et al., 2019).

Verificou-se que o heterotrímero de colagénio V está envolvido no controlo da montagem das fibrilas e a sua localização na superfície das fibrilas indica que o homotrímero pode atuar como um ligante molecular entre fibrilas de colagénio ou macromoléculas na matriz extracelular, ou ambos (Chanut-Delalande et al., 2001). O colagénio V é um constituinte quantitativamente menor dos tecidos ricos em colagénio I, como a derme, os ossos, os tendões/ligamentos, a córnea e os vasos sanguíneos (Bonod-Bidaud et al., 2012). O colagénio de tipo V é um colagénio fibrilar e é importante para a fibrilhação do colagénio de tipo I e III e, consequentemente, para a formação fibrilar e a qualidade dos tecidos (Wenstrup et al., 2004; Iwahashi et al., 2007; Viglio et al., 2008). O colagénio de tipo V é um colagénio menor que se intercala no colagénio de tipo I, um colagénio básico no pulmão, e encontra-se como um antigénio sequestrado em pulmões normais e está localizado nos tecidos conjuntivos peribronquiolar e perivascular (Lei et al., 2016). O colagénio de tipo V contribui para o estroma da córnea, a matriz óssea e a matriz intersticial do fígado, dos músculos, da placenta e dos pulmões (Murasawa et al., 2008; Satomi et al., 2008; Longo et al., 2014; Wang et al., 2014). A isoforma mais comum do colagénio tipo V é a $\alpha1(V)_2$ $\alpha2(V)$ encontrada na córnea, mas existem outras isoformas, que consistem numa forma $[\alpha1(V)\alpha2(V)\alpha3(V)]$, um homotrímero $\alpha1(V)_3$ e formas híbridas do tipo V/XI (Birk, 2001; Yang et l., 2012; Park et al. 2016). O colágeno V e XI consiste no único parente regulador do colágeno formador de fibrilas com múltiplas isoformas, e ambos se combinam com o colágeno I ou II para formar fibrilas heterotípicas e têm sido implicados na estimulação da montagem de fibrilas (Delacoux et al., 1998; Unsold et al., 2002; Wenstrup et al., 2011). Os linfócitos reactivos ao colagénio tipo V contribuem para a rejeição de transplantes pulmonares (Chiyo et al., 2008). O colagénio de tipo V parece ter um papel na formação óssea (Wu et al., 2010a,b). O Col V é um dos ingredientes mais importantes da membrana basal (Zhang et al., 2013), que tem uma estrutura de teterotrimer 3 de cadeias α, e forma uma rede através da auto-interação nos seus terminais amino (7S) e carboxilo (NC1) (Li et al., 2014). A supraestrutura do Col V tem muitas funções, incluindo fornecer suporte estrutural e ancoragem para as células, e também servir como ligandos para receptores de superfície celular (Olsen et al., 1973), e foi demonstrado que o ColV estimula a proliferação e os fenótipos das células vasculares através de várias sequências peptídicas curtas e integrinas (Sylvie et al., 2005; Zhang et al., 2013). O colagénio tipo X é uma proteína da matriz extracelular que é sintetizada pelos condrócitos quando estes apresentam hipertrofia (Kirsch e Mark, 1991; Luvalle et al., 1992). O colagénio tipo X é um constituinte da matriz extracelular muito especializado e a sua síntese está limitada aos condrócitos hipertróficos na cartilagem calcificante da placa de crescimento e nas zonas de ossificação secundária (Chan et al., 1995). O colagénio X é expresso especificamente na placa de crescimento dos ossos longos (Bogin et al., 2002). A tabela 1 apresenta a família das proteínas de colagénio. Os diferentes tipos de colagénios e as doenças associadas são apresentados na Tabela 2.

Tabela 1- A família das proteínas de colagénio (Owczarzy et al., 2020).

Colagénios	Tipo
Colagénios fibrilares	Colagénios I, II, III, V, XI, XIV, XXVII

Colagénios não fibrilares	Colagénios IV	Colagénio da membrana basal
	Colagénios VII	Colagénio de ancoragem
	Colagénios VI, XXVIII, XXIX	Microfiltro para a produção de colagénio
	Colagénios VIII, X	Sistemas de formação de redes de colagénio
	Colagénios XIII, XVII, XXIII, XXV	MACITs
	Colagénios IX, XII, XIV, XVI, XIX, XX, XXI, XXII, XXVI	FACTOS
	Colagénios XV, XVIII	MULTIPLEXINAS

Tabela 2- Tipos de colagénios e doenças associadas.

Tipos de colagénio	Localização
Colagénio I	Pele, osso, tendão, córnea, órgãos, ligadura vascular (principais constituintes da parte orgânica do osso)
Colagénio II	Cartilagem, cartilagem, corpo vítreo (principal componente da cartilagem)
Colagénio III	Reticulado (principal ingrediente das fibras reticulares), normalmente encontrado ao lado do tipo I
	Vasos, pele, útero, intestino
Colagénio V	Superfícies celulares, ossos, pele, placenta, córnea e cabelo
Colagénio IV	Forma a lâmina basal, os capilares, a camada secretada pelo epitélio da membrana basal
Colagénio VI	Pele, ossos, vasos, cartilagem, córnea

Colagénio VII	Membranas mucosas, bexiga, pele, líquido amniótico, cordão umbilical
Colagénio VIII	Coração, pele, rins, cérebro, ossos, vasos, cartilagem
Colagénio X	Cardo
Colagénio XI	Cartilagem, disco intervertebral
Colagénio IX	Córnea, corpo vítreo, cartilagem
Colagénio XII	Cartilagem, pele, tendões
Colagénio XIII	Músculos esqueléticos, olhos, coração, células endoteliais, pele
Colagénio XIV	Vasos, nervos, olhos, ossos, tendões, cartilagem, pele, cartilagem
Colagénio XV	Vasos capilares, coração, ovários, pele, testículos, rins, placenta
Colagénio XVI	Pele, coração, músculo liso, rins.
Colagénio XVII	Pele
Colagénio XVIII	Rins, fígado, pulmões
Colagénio XIX	Pele, fígado, rins, baço, placenta, glândula prostática.
Colagénio XX	Epitélio da córnea
Colagénio XXI	Estômago, coração, rins, placenta, músculos esqueléticos, vasos
Colagénio XXII	Ligações dos tecidos
Colagénio XXIII	Células cancerígenas metastáticas
Colagénio XXV	Olho, coração, cérebro, testículos
Colagénio XXVI	Testículos, ovários
Colagénio XXIV	Ossos, córnea
Colagénio XXVII	Cardo
Colagénio XXVIII	Células do sistema nervoso

TIPOS DE COLAGÉNIO

O colagénio é o principal componente da matriz extracelular (Kikuchi et al., 2022), e inclui 30% do peso seco, e o colagénio proporciona um equilíbrio significativo de resistência e flexibilidade no tecido (Cicek et al., 2020; Shahrajabian, 2021; Shahrajabian et al., 2021; Shahrajabian et al., 2022). Os colagénios da membrana basal são o colagénio IV (membranas basais); os colagénios microfibrilares são o colagénio VI (difundido na derme, placenta, cartilagem, disco intervertebral, parede dos vasos); as fibrilas de ancoragem são o colagénio VII (pele, colo do útero, junções dermo-epidérmicas; mucosa oral); os colagénios hexagonais formadores de redes são os colagénios VIII (células endoteliais, membrana de Descemet' s) e o colagénio X (cartilagem hipertrófica); Os colagénios FACIT são o IX (cartilagem, córnea, humor vítreo), o XII (pericôndrio, tendão, ligamentos), o XIV (derme, fígado, tendão, parede dos vasos, pulmões, placenta), o XIX (rabdomiossarcoma humano), o XX (epitélio da córnea, cartilagem esternal, pele embrionária, tendão) e o XXI (parede dos vasos sanguíneos); colagénios transmembranares como XIII (epiderme, intestino, folículo piloso, endomísio, condrócitos, fígado, pulmões) e XVII (junções dermo-epidérmicas); multiplexinas como XV (fibroblastos, rim, células musculares lisas, pâncreas), XVI (fibroblastos, âmnio, queratinócitos) e XVIII (pulmões, fígado) (Gelse et al., 2003). Alguns dos colagénios são homotrímeros, como os colagénios fibrilares do tipo II e do tipo III, enquanto outros são heterotrímeros, nomeadamente os colagénios fibrilares do tipo I e os colagénios não fibrilares da membrana basal do tipo IV (4,5) (Xiao et al., 2015). Existem cerca de 29 tipos de colágeno diferenciados em seu componente de aminoácidos e cada um deles tem um papel único nos tecidos, e todos os tipos de colágeno são constituídos por domínios tripeptídeo Gly-X-Y repetições, onde X é geralmente prolina e Y é basicamente hidroxiprolina, então, também é conhecida a presença de outros aminoácidos como cisteína, hidroxilisina, tirosina e histidina em baixa porcentagem (Paola et al., 2019). O colagénio apresenta um padrão único de sequência repetitiva $(Gly\text{-}X\text{-}Y)_n$, que induz a formação da estrutura de tripla hélice caraterística (Brodsky e Persikov, 2005). Cada colagénio está classificado em vários tecidos, como o tipo I na derme, osso, córnea, ligamentos e tendão; o tipo II no corpo vítreo e na cartilagem; o tipo III encontra-se na parede dos vasos, baço, fibras reticulares dos pulmões, fígado, etc.; o tipo IV encontra-se nas membranas basais; o tipo V está co-distribuído com o colagénio de tipo I, por exemplo, na córnea (Montalbano et al, 2020; Liu et al., 2021; Ahmed et al., 2022; Dedroog et al., 2022).

A utilização de colagénio de diferentes fontes também está relacionada com a sua estabilidade térmica, que pode ter uma relação direta com a temperatura corporal e o ambiente de vida de várias espécies, e a estabilidade térmica da proteína de colagénio está diretamente relacionada com a composição de aminoácidos (Shahrajabian et al., 2020a,b,c,d; Sun et al., 2021a,b,c; Ahmed et al., 2022; Preston et al., 2022). As fibrilas de colagénio incluem moléculas de colagénio dispostas numa matriz de um quarto de escalão que dá origem a uma periodicidade de 67 nm ao longo do eixo da fibrila, com uma zona de sobreposição de 30 mm e uma zona de lacuna de 37 nm (McCluskey et al., 2020). Os fibroblastos produzem colagénio dos tipos I, III e V e infiltram-se no corpo do ligamento através do endoligamento (Georgiev et al., 2019). Os hidrogéis de colágeno têm sido usados como biomateriais de engenharia com uma rede bifásica de colágeno fibrilar e vazios preenchidos com água que apresentam um comportamento mecânico compressível, complexo e não linear - não bem capturado na teoria da deformação infinitesimal (Lane et al., 2018), e estimulando a adesão celular (Bao et al., 2020). O colagénio de tipo II é um dos principais componentes da matriz extraceular da cartilagem articular (Zhu et al., 2020) e é o principal componente das fibrilas de colagénio na cartilagem hialina (Xu et al., 2022). O principal componente do NP é o colagénio II, que foi fabricado como um hidrogel e estudado para o crescimento de células do núcleo pulposo (NP) e células estaminais mesenquimais (MSCs) (Yao e Flynn, 2018). O colagénio tipo III é uma proteína estrutural da matriz extracelular e está disponível em tecidos que indicam características elásticas (Cohen et al., 2002; Sawhney, 2005; Jakopin et al., 2020). O colagénio é a proteína mais disponível no corpo, sendo responsável por cerca de 30% da sua proteína total (Gajbhiye e Wairkar et al., 2022; Guo et al., 2022; Heidari e Rezaei, 2022; Toniasso et al., 2022; Yang et al., 2022). As proteínas são feitas de aminoácidos, e os principais aminoácidos que formam o colagénio são a glicina, a prolina e a hidroxiprolina (Leiphart et al., 2022; Liu et al., 2022; Romanowicz et al., 2022; Sun e Shahrajabian, 2022; Shahrajabian e Sun, 2022; Shahrajabian et al., 2022). Estes aminoácidos agrupam-se para formar fibrilhas proteicas numa estrutura de tripla hélice (Baidoo et al., 2022; Chi et al., 2022; Fung et al., 2022).

Os diversos tipos de colagénio apresentam-se em três formas diferentes que são adequadas ao organismo: colagénio hidrolisado (péptidos de colagénio, hidrolisado de colagénio, colagénio em pó e gelatina hidrolisada), gelatina e colagénio tipo II não desnaturado (UC-II) (Adamiak e Sionkowska, 2022; Anithabanu et al, 2022; Ding et al., 2022; Puszkarska et al., 2022; Wu et al., 2022; Guszcz et al., 2023). As funções específicas dos colagénios consistem em ajudar os fibroblastos a formarem-se na derme (camada média da pele), o que contribui para o crescimento de novas células; desempenhar um papel na substituição das células mortas da pele; fornecer uma cobertura protetora para os órgãos; dar estrutura, força e elasticidade à pele; e fornecer o sangue para coagular (Huang et al, 2022; Lim et al., Manimegalai et al., 2022; Moo et al., 2022; Pezeshk et al., 2022; Prade et al., 2022; Proestaki et al., 2022). O colagénio constitui quase 30% da massa total de proteínas do corpo e 60% da cartilagem (Belloni et al., 2022; Durga et al., 2022; Haverkamp et al., 2022; Zhang et al., 2022). O colagénio de tipo I é o tipo de colagénio mais prevalente encontrado basicamente no corpo e é responsável por 90% das reservas de colagénio do corpo' s e encontra-se apenas abaixo da superfície da pele, na derme; o colagénio de tipo I está disponível nas membranas marinha, bovina e da casca do ovo (Gu et al., 2021; Li et al., 2021;Zhou et al., 2021; Sarwar et al., 2022; Yan et al. 2022). O colagénio de tipo II é identificado tanto em produtos de frango como marinhos; o colagénio de tipo II é também mais compactado do que o colagénio de tipo I, possivelmente mostrando que o corpo poderia mais facilmente decompor e absorver o colagénio nesta forma (Fertala et al., 2018; Akram e Zhang, 2020; Wang et al., 2020; Ren et al., 2021).

O segundo tipo mais comum de colagénio é o colagénio de tipo III, que pode ser encontrado naturalmente no corpo, este tipo é diferente dos outros devido à sua cadeia alfa singular (Liu et al., 2017; Huang et al., 2021; Omar et al., 2021). Em conjunto com o tipo I, considera-se que o colagénio de tipo III suporta o intestino, os vasos sanguíneos, os músculos e o útero, e os produtos bovinos são a fonte mais comum de colagénio de tipo III (Koruth e Chetty, 2017; Blotta et al., 2018; Ninh et al., 2019). O colagénio de tipo V é identificado naturalmente na córnea, onde ajuda a controlar o tamanho das fibrilas de colagénio para maximizar a transmissão da luz, e o colagénio de tipo V também é conhecido por suportar a matriz óssea, o estroma da córnea e a matriz intersticial dos músculos, pulmões, fígado e placenta (Martins et al., 2020; Yokota et al., 2020; Chandrasekaran et al., 2021; Zhou et al., 2021; Leiphart et al., 2022). O colagénio de tipo

IV é o principal componente de colagénio da membrana basal (Kobayashi et al., 2008; Sankiewicz et al., 2016; Clark et al., 2017). É um colagénio formador de rede que está subjacente às células endoteliais e epiteliais e funciona como uma barreira entre os compartimentos dos tecidos (Charytan et al., 2005). O colagénio de tipo IV é o colagénio estrutural mais importante da membrana basal e tem um potencial de sinalização principal, que é vital para diferentes funções fisiológicas e patológicas. O colagénio de tipo X é responsável pela formação óssea e pode ser descoberto na cartilagem articular, é também um colagénio formador de rede e as pessoas com uma quantidade aumentada de colagénio de tipo X têm uma maior propensão para doenças reumatológicas que afectam o osso e a cartilagem (Agarwal et al., 2021; Nicol et al., 2021; Hauta-Alus et al., 2022). O colagénio do tipo X pode ser utilizado durante a recuperação de danos nos membros e ossos partidos (Leitinger e Kwan, 2006; He et al., 2019; He et al., 2021). A osteogénese imperfeita é causada por uma mutação no colagénio tipo I, as condrodisplasias são causadas pelo colagénio tipo 2, a síndrome de Ehlers-Danlos é derivada do colagénio tipo 3 e a síndrome de Knobloch é obtida por uma mutação no gene do colagénio XVIII.

Os colagénios fibrilares são os colagénios dos tipos I, II, III, V, XI, XXIV, XXVII e os colagénios não fibrilares são os colagénios dos tipos IV, VI, VII, VIII, IX, X, XII, XIII, XIV, XV, XVI, XVII, XVIII, XIX, XX, XXI, XXII, XXIII, XXV, XXVI, XXVIII e XXIX. A utilização do colagénio tipo I é referida nas ciências medicinais, por exemplo, fibroblastos na regeneração da derme, factores de crescimento e polipéptidos na promoção da polaridade das células nervosas, cardiomiócitos na reconstrução do músculo cardíaco, alinhamento e aumento da adesão (Owczarzy et al., 2020), e o colagénio tipo II tem contribuído para a regeneração da cartilagem (Owczarzy et al., 2020). Os hidrogéis de colagénio tipo I com fibroblastos podem ser aplicados na reprodução de defeitos cutâneos, os hidrogéis de colagénio compensado podem ser utilizados na reconstrução da pele *in vitro* e *in vivo*, o hidrogel com lipossomas pode ser utilizado para a administração de medicamentos na pele durante a regeneração, aumentando o processo de cicatrização de feridas, e as esponjas de colagénio podem ser utilizadas para o tratamento de várias queimaduras e escaras na regeneração da pele (Owczarzy et al., 2020). As membranas de colagénio podem ser aplicadas na regeneração da pele pós-implante, no tratamento de defeitos do tecido ósseo e cartilagíneo, no encerramento de fístulas sinusais; as películas e membranas de colagénio podem ser utilizadas no tratamento de defeitos da córnea, na administração de medicamentos à superfície do globo ocular e na reconstrução do epitélio da córnea após remoção cirúrgica (Owczarzy et al., 2020). Os materiais de colagénio que incluem células musculares, células da bexiga ou fibroblastos podem contribuir para a cirurgia plástica da bexiga e para o tratamento da estrutura uretral; podem ser utilizados diferentes materiais de colagénio na regeneração dos nervos periféricos (Owczarzy et al., 2020). Os pontos importantes sobre a estrutura, biossíntese e função dos colagénios são apresentados na Tabela 3.

Tabela 3- Pontos-chave sobre os colagénios: estrutura, função e biossíntese.

Colagénios	Pontos-chave
Informações gerais	*O colagénio é aplicado como um termo genérico para proteínas que formam uma hélice tripla caraterística de três cadeias polipeptídicas. *Com base na sua estrutura e organização supramolecular, podem ser classificados em colagénios formadores de fibrilas, colagénios associados a fibrilas (FACIT), colagénios transmembranares, colagénios formadores de redes, fibrilas de ancoragem, colagénios da membrana basal, etc. *Os vários tipos de colagénio caracterizam-se por uma complexidade e diversidade notáveis na sua estrutura, nas suas variantes de emenda, na presença de um domínio adicional não-helicoidal, na sua função e na sua montagem. *A família de colagénios mais abundante e difundida, com cerca de 90% do colagénio total, é apresentada pelos colagénios formadores de fibrilhas. *As fibrilas de colagénio dos tipos I e V desempenham um papel na estrutura do osso. *Os colagénios dos tipos II e XI contribuem normalmente para a matriz fibrilar da

cartilagem articular.

*Os colagénios do tipo IV, com uma tripla hélice mais flexível, reúnem-se em malhas bloqueadas nas membranas basais.

*O colagénio microfibrilar do tipo VI é significativamente reticulado com dissulfureto e tem papéis numa rede de filamentos em forma de contas entrelaçados com outras fibrilhas de colagénio.

*Os colagénios associados às fibrilas, como os colagénios IX, XII e XIV, parecem ter um papel na regulação do diâmetro das fibrilas de colagénio.

*Os colagénios dos tipos VIII e X formam redes hexagonais, enquanto outros (XIII e XVII) chegam a atravessar as membranas celulares.

*Os colagénios FACIT são caracterizados por vários domínios não colagénicos que interrompem as triplas hélices e que podem funcionar como regiões de charneira.

*Nos colagénios IV, VI, VII, VIII ou X, os domínios não colagénicos desempenham um papel na formação e agregação da rede.

*Os colagénios clássicos formadores de fibrilhas incluem os colagénios dos tipos I, II, III, V e XI, que se caracterizam pela sua capacidade de se agruparem em agregados supramoleculares altamente orientados com uma supraestrutura caraterística, a típica matriz de fibrilhas com diâmetros entre 25 e 400 nm.

*O colagénio de tipo I confere rigidez à tração e ao osso.

*O colagénio de tipo I define propriedades biomecânicas notáveis no que diz respeito ao suporte de carga, à resistência à tração e à rigidez à torção em especial após a calcificação.

*O colagénio de tipo II, formador de fibrilhas, é o componente caraterístico e predominante da cartilagem hialina.

*Em comparação com o colagénio de tipo I, as cadeias de colagénio de tipo II apresentam um teor mais elevado de hidroxilisina, bem como de resíduos de glucosilo e galactosilo.

*O colagénio de tipo III é um homotrímero de três cadeias α1(III) e está amplamente distribuído nos tecidos que contêm colagénio I, com exceção do osso.

*Os colagénios dos tipos V e XI são formados por heterotrimeros de três cadeias α diferentes (α1,α2,α3).

*O colagénio de tipo V forma normalmente heterofibrilas com os colagénios de tipo I e III e contribui para a matriz óssea orgânica, o estroma da córnea e a matriz intersticial dos músculos, pulmões, fígado e placenta.

*Os tipos de colagénio IX, XII, XIV, XVI, XIX e XX pertencem aos chamados colagénios associados a fibrilhas com hélices triplas interrompidas (colagénios FACIT).

*O colagénio de tipo IX codistribui com o colagénio de tipo II na cartilagem e no corpo vítreo.

*As moléculas de colagénio do tipo IX estão localizadas periodicamente ao longo da superfície das fibrilas de colagénio do tipo II em direção antiparalela.

*Os colagénios de tipo XII e de tipo XIV são semelhantes em termos de estrutura e partilham homologias de sequência com o colagénio de tipo IX.

*O colagénio de tipo VI é um heterotrímero de três cadeias α diferentes (α1,α2,α3) com domínios helicoidais triplos curtos e terminais globulares bastante alargados.

*Os colagénios dos tipos X e VIII estão estruturalmente associados a colagénios de cadeia curta.

*O colagénio de tipo X é um componente caraterístico da cartilagem hipertrófica da placa de crescimento fetal e juvenil, das costelas e das vértebras.

*O colagénio de tipo VIII é muito homólogo ao colagénio de tipo X em termos de estrutura, mas indica uma distribuição específica e pode, por conseguinte, ter várias funções.

*O colagénio de tipo IV é o componente estrutural mais notável das membranas basais, integrando lamininas, nidogénios e outros constituintes no agregado supramolecular estável bidimensional visível.

*A biossíntese dos colagénios inclui a transcrição e a tradução, a secreção de colagénios, as modificações pós-traducionais do colagénio, o processamento e a modificação extracelular.

COLAGÉNIO DE TIPO I (COL 1)

O colagénio, uma proteína abundante na matriz extracelular (ECM), é reconhecido pela presença de uma estrutura caraterística de tripla hélice, incluindo três cadeias semelhantes a poliprolina-II superenroladas firmemente embaladas (Qiu et al., 2018; Alfieri et al., 2019). Os colagénios formadores de fibrilas são o colagénio I (osso, córnea, derme, ligamentos, tendão, ligamentos), o colagénio II (corpo vítreo, cartilagem, núcleo pulposo), o colagénio III (pele, parede dos vasos, fibras reticulares da maioria dos tecidos como pulmões, baço, fígado, etc.), o colagénio V (pulmão, baço, fígado, etc.), o colagénio VI (pulmão, fígado, etc.), o colagénio VI (pulmão, baço, etc.) e o colagénio VI (pulmão, fígado, etc.).), o colagénio V (pulmão, osso, córnea, membranas fetais; juntamente com o colagénio de tipo I) e o colagénio XI (corpo vítreo, cartilagem) (Gelse et al, 2003). O colagénio tipo I é o principal componente da matriz extracelular (Cabral et al., 2020; Gulick et al., 2022; Wei et al., 2022), e a sua organização estrutural e arquitetónica desempenha uma função notável nas propriedades mecânicas de vários tecidos a nível patológico e fisiológico (Gwiazda et al., 2022; Tschaikowsky et al., 2022; Zhao et al., 2022). A proteína mais abundante do corpo humano é o colagénio tipo I e, devido às suas características adequadas, o colagénio extraído de tecidos animais é ajustado para promover uma vasta gama de dispositivos para utilizações biomédicas (Salvatore et al., 2020). O colagénio natural do tipo I está eficientemente disponível a partir de tecidos animais como os ossos (Ferraro et al., 2017; Peng et al., 2017). O conteúdo mineral ósseo e o colagénio dos tecidos melhoram com o tratamento com alendronato (Chavarry et al., 2019). Os colágenos consistem em cadeias α e β e foram descritos como colágeno tipo I (Zhang et al., 2016; Ahmed et al., 2018). O colágeno tipo I, que está amplamente disponível na derme, ossos, bexiga natatória, escamas e músculos, fornece o andaime e guia as células para migrar, diferenciar e proliferar (Chen et al., 2022; Rong et al., 2022). O colagénio tipo I tem uma função importante na cicatrização de feridas cutâneas e, durante a fase de remodelação, substitui o colagénio III, formando uma estrutura provisória para as células em crescimento (Makuszewska et al., 2019), e os fragmentos de degradação do colagénio tipo I impedem a formação de osteoclastos (Boraschi-Diaz et al., 2018).

O colágeno tipo I, sintetizado em todos os tecidos como o heterotrímero de dois polipeptídeos α1 (I) e um polipeptídeo α2 (I), é a proteína mais importante do corpo humano (Ji et al., 2019). A clivagem do colagénio tipo I é necessária para a cicatrização eficaz dos enfartes do miocárdio e é importante tanto para o posicionamento dinâmico das células produtoras de colagénio como para a montagem hierárquica das fibrilas de colagénio (Nong et al., 2011). Estudo do comportamento das proteínas de colagénio tipo I em função do intervalo post-mortem (Perez-Martinez et al., 2017). O colagénio tipo I, principal componente das matrizes e tecidos, apresenta-se como um alvo chave desta reação espontânea que conduz a alterações nas características biomecânicas do colagénio e, por esta via, a danos nos tecidos (Guilbert et al., 2013). Devido às suas funções centrais na sinalização celular, construção e bioquímica, as interacções colagénio-colagénio e a auto-montagem do colagénio tornaram-se o principal foco do design molecular e da biologia sintética (Yue et al., 2022). O colagénio tipo I era estável após irradiação até 50 kGy, e a humidade era o parâmetro decisivo para a cinética das reacções radicais e para as características térmicas do colagénio (Dabrowska-Gralak et al., 2022). O colagénio tipo I consiste em cadeias α1 e α2, que são codificadas por *Col1a1* e *Col1a2*, respetivamente, e inclui uma matriz extracelular que confere aos órgãos elasticidade ou resistência estrutural (Yamaguchi et al., 2018; Meng et al., 2019; Meng et al., 2020). A baixa qualidade das mitocôndrias (MT) com depleção de ATP em fibroblastos dérmicos ocorrida por irradiação com UVA induz a estrutura insuficiente das fibras de colagénio tipo I e fibrilina-1 induzindo a secreção extracelular diminuída dessas proteínas (Katsuyama et al., 2022). O colagénio de tipo I inibe a autofagia através da estimulação da via YAP-mTOR, a autofagia está negativamente associada à adipogénese sob o revestimento de colagénio de tipo I, e o colagénio de tipo I aumenta o metabolismo dos lípidos e da glicose através do eixo YAP-autofagia (Gao et al., 2022). A superexpressão do fator de crescimento do tecido conjuntivo (CTGF) antagonizou os impactos da baicaleína na produção de colágeno, e a produção de colágeno suprimida pela baicaleína está conectada com a regulação negativa do CTGF (Sun et al., 2020).

O sobreaquecimento induziu as alterações conformacionais do colagénio de tipo I e pode reduzir a afinidade da pepsina do colagénio de tipo I. Além disso, o colagénio de tipo I teve uma maior digestibilidade quando aquecido a 70° C durante 0,5 h (Zhang et al., 2020). A proteína 6 relacionada com La (LARP6) é o regulador específico da tradução de mRNAs de colagénio de tipo I e o reconhecimento de 5′ SL de mRNSa de colagénio por LARP6 é crítico para o desenvolvimento de fibrose, e os inibidores de ligação de LARP6 podem ser considerados como componentes antifibróticos (Stefanovic et al., 2022). Smad4 é o principal regulador do colágeno tipo I no músculo da carpa alimentada com feijão faba, é o principal regulador no fator de crescimento transformador β1 (TGF-β1) / via de sinal Smads, e também é o ponto crucial da regulação da expressão do colágeno tipo I em mamíferos (Yu et al., 2019). A rede nanoporosa decorada com colágeno tipo I em superfícies de titânio pode estimular significativamente a reação inflamatória precoce e os processos subsequentes de angio / osteogênese, resultando em considerável osseointergração (Zhao et al., 2022). A deleção de Col1 em miofibroblastos diminui o conteúdo estromal de Col1 em tumores pancreáticos, e sua deleção agrava a progressão do tumor pancreático e a imunossupressão; além disso, a deleção de Col1 estimula o recrutamento de $CD206^+$ $ARG1^+$ células supressoras derivadas de mieloides (Chen et al., 2021). O Col1 induz a resistência ao inibidor da tirosina quinase do recetor do fator de crescimento epidérmico (EGFR-TKI) através da ativação de mTOR por via independente de Akt e ERK1/2 (Yamazaki et al., 2020). A alteração do colagénio de tipo I pode levar a perturbações na homeostase de outros tipos de colagénio em doentes com osteogénese imperfeita (OI) (Nicol et al., 2019). Os peptídeos de colagénio de tipo I e o S-Nitrosoglutatião (GSNO) estão juntos para estimular a regeneração e a vasodilatação dos tecidos (Ramadass et al., 2019). O equilíbrio entre a produção e a degradação do colagénio tipo I tem um papel importante no desenvolvimento e manutenção da integridade dos órgãos e tecidos, e a síntese do gene do colagénio tipo I é significativamente estimulada por várias citocinas a nível transcricional (Verrecchia e Mauviel, 2004). A expressão do colagénio tipo I é um parâmetro importante para a disfunção da elasticidade da artéria radial em doentes com doença renal em fase terminal (ESRD) (Bai et al., 2015). A cultura revestida com Col1 ou gelatina induziu a formação de agregados multicelulares e aumentou a produção de moléculas pró-inflamatórias associadas ao NF-κB em MPMs através da regulação positiva dos níveis de ROS (Zhang et al., 2019).

As partículas de péptido de colagénio recombinante de ligação cruzada média (mRCP) indicam um elevado potencial de formação de novo osso no defeito da calvária, e o mRCP tem uma elevada potência de recrutamento de células osteogénicas semelhantes ao enxerto ósseo (Akiyama et al., 2021). O colagénio de tipo I é capaz de bloquear ou interferir com a agregação amiloide da lisozima, e as proteínas de colagénio têm uma capacidade inerente de se submeter a um procedimento de auto-montagem que conduz à formação de estruturas supramoleculares (Dubey e Kar, 2014). O colagénio tipo I pode contribuir para a morfogénese dos folículos ovarianos e para a formação e regressão dos corpos lúteos (Bagavandoss, 2014). O mecanismo dependente de LARP6/miosina estimula a síntese de colagénio tipo I heterotrimérico, coordenando a tradução de mRNAs de colagénio (Cai et al., 2010). O peptídeo C suprime a redução do mRNA e da proteína do colágeno tipo I, e o peptídeo C pode promover os mecanismos reparadores do tecido ósseo (Russo et al., 2017). O colagénio tipo I imobilizado pode aumentar a osteocondução e a osteointegração de implantes de revestimento de titânio pulverizado com plasma (TC) (Ao et al., 2016). O flúor pode perturbar a disposição das fibras de colagénio no osso e pode variar os níveis de proteína de colagénio no osso (Yan et al., 2015). O colagénio de tipo I pode estar envolvido na sobrevivência e na expressão de fenótipos osteogénicos condrogénicos em células estromais adultas derivadas de adipose de rato (ADASC) passadas *in vivo* (Alonso et al., 2008). A expressão do colagénio tipo I depende da distância do bordo do tendão supra-espinal rasgado, do equilíbrio entre IL-4 e IL-13 pró-proliferativas e IFN-γ anti-proliferativo e da expressão de IL-1β pró-inflamatória (Fabis et al., 2014). Colagénio tipo I e colecalciferol (vitamina D3) em várias concentrações para promover a adesão celular e modular os parâmetros de crescimento (Abad-Javier et al., 2019). A via de sinalização da fosfolipase Cγ1 (PLCγ1) pode contribuir para a expressão induzida por carvacrol do gene do colagénio tipo I (Lee et al., 2008). Conclui-se que o fator de crescimento transformador (TGF)-β1 não poderia levar à expressão do mRNA do colagénio tipo I, periostina e α-SMA sem o HIF-1α estabilizado, provando que o fator induzível pela hipóxia (HIF)-1α é vital para a expressão destes genes induzidos pelo TGF-β1 (Watanabe et al., 2014).

COLAGÉNIO TIPO I (Col 1) E FACTOR DE CRESCIMENTO EPIDERMAL (EGF)

Os fibroblastos da pele humana produzem uma maior proporção de colagénio de tipo III do que de tipo I (Steinmann et al., 1982). As culturas de hepatócitos em gel de colagénio constituem um modelo *in vitro* encorajador em farmacotoxicologia e o fator de crescimento epidérmico (EGF) é frequentemente adicionado ao meio de cultura (Smet et al., 1999; Engl et al., 2004). Acredita-se que o fator de crescimento epidérmico (EGF) e o colagénio de tipo I têm funções importantes na cicatrização de feridas (Casali et al., 2019; Smet et al, 2001), e o EGF regula negativamente a expressão das proteínas de procolágeno tipo I, bem como o mRNA do colágeno α2 (I) em fibroblastos dérmicos humanos em cultura, e o EGF causou a degradação da proteína de procolágeno tipo I em meio condicionado através da regulação positiva da expressão de MMP-1 (Fujii e Imamura, 1993; Mimura et al., 2006). O fator de necrose tumoral (TNF) -α antagonizou o impacto estimulatório do fator de crescimento transformador (TGF) -β1 nos níveis de mRNA do colágeno tipo I, e uma função predominante do TGF-β1 na modulação da expressão coordenada de mRNAs de colágeno tipo I e colágeno tipo IV por células NIH-3T3; EGF e TNF-α são capazes de expressão divergente dos genes para esses dois tipos de colágeno (Grande et al., 1997). O tratamento com EGF converteu o colagénio de tipo I como o substrato mais eficaz para a adesão e migração celular das células HSC-1; o EGF aumenta preferencialmente a interação das células HSC-1 com o colagénio de tipo I, provocando uma maior atividade migratória celular no substrato, como consequência da regulação positiva selectiva da expressão da integrina α2 β1 (Fujii et al., 1995). O TNF-α aumenta a atividade colagenolítica das metaloproteinases da matriz (MMP) -1, provavelmente através da regulação positiva da MMP-3, levando à perda contínua de colágeno tipo I na pele humana (Agren et al., 2015). O TGF-β1 sozinho resulta numa transdiferenciação reversível e incompleta, e a combinação de TGF-β1 e exposição ao colagénio tipo I induz uma transdiferenciação irreversível e completa das células tubulares proximais (PTC) (Yen et al., 2016). O EGF humano regula a síntese de colagénio de tipo I ao nível transcricional em fibroblastos em cultura na presença e ausência de ácido L-ascórbico 2-fosfato (Asc 2-P), e tem um papel significativo como regulador dos genes do colagénio de tipo I *in vivo* (Kurata e Hata, 1991). A análise das moléculas dos tipos I e III associadas às células indicou que, enquanto a exposição prolongada ao EGF diminuiu significativamente a produção de ambos os tipos de colagénio, a exposição aguda influenciou marginalmente os níveis de colagénio do tipo I, mas diminuiu a produção do tipo III em mais de 40% (Creely et al., 1990). Kim et al. (2015) relataram que o fator de crescimento epidérmico tem um papel importante nos fibroblastos, ajustando a produção de colagénio e apoiando a renovação celular através da interação entre fibroblastos e queratinócitos. Numa experiência, as prateleiras palatinas cultivadas na presença de EGF eram consideravelmente maiores e indicavam aumentos dramáticos na localização imunofluorescente de fibronectina, refletindo provavelmente o aumento da síntese em comparação com culturas de controlo sem EGF, e o EGF também suprimiu a dissolução normal do epitélio palatino medial (Silver et al., 1984).

COLÁGENO DE TIPO II (Col 2)

O colagénio de tipo II é degradado por enzimas proteolíticas segregadas pelos sinoviócitos e condrócitos do tecido sinovial, consistindo nas metaloproteinases da matriz (MMP) e nas proteases de cisteína (Li et al., 2021). Descobriu-se que o colagénio de tipo II sozinho produzia fibrilhas D-periódicas espessas, porque uma mistura de colagénio de tipo II e XI ou de tipo I, IX e XI produzia fibrilhas finas, uniformes e D-periódicas com cerca de 20 nm de diâmetro (Cao e Xu, 2008; Park et al., 2010). Uma vez que o colagénio de tipo II estava presente na cartilagem, no núcleo pulposo e no vítreo do olho, colocou-se a hipótese de que os distúrbios esqueléticos com anomalias notáveis da coluna vertebral e dos olhos derivariam de um defeito no colagénio de tipo II (Takahashi et al., 2012; Noe et al., 2017). O colagénio de tipo II encontra-se normalmente numa de duas formas: não desnaturado ou hidrolisado, o colagénio não desnaturado foi ligeiramente processado a baixa temperatura para manter os seus péptidos predominantemente intactos, e o hidrolisado foi processado com um grau mais elevado de calor, enzimas e ácido, levando à decomposição de péptidos de formas maiores em formas mais pequenas (Mort et al., 2016; Nelson et al., 2021). O colagénio de tipo II tem uma função mecânica significativa em vários tecidos, como a cartilagem articular, o humor vítreo (no olho) e a fibrocartilagem nos discos intervertebrais (Groen et al., 2021; Martyniak et al., 2022; Szarek e Pierce, 2022). O colagénio tipo II, que é a principal estrutura proteica da cartilagem, é constituído por quase 50% da matriz extracelular (MEC), e o colagénio tipo II inclui 15-25% do peso e representa 90-95% do conteúdo total de colagénio deste tecido (Yasuda et al., 2006; Maepa et al., 2016). Duas dificuldades complicam a investigação mecânica do colagénio de tipo II: (1) o tamanho das fibras e (2) os problemas de isolamento das fibras (Xu et al., 2021; Engstrom et al., 2022; Stabile et al., 2022). A toxina T-2 teve impactos tóxicos óbvios nos condrócitos e no tecido da cartilagem, e bloqueou a síntese de proteoglicanos e colágeno na matriz extracelular da cartilagem, e a via de sinalização da integrina α2β1 pode ter papéis na degradação do colágeno tipo II (Liu et al., 2020). Coll2-1, um peptídeo de colágeno tipo II pode ativar sinoviócitos para produzir IL-8 e induzir artrite em ratos, e pode ser o achado terapêutico da artrite (Lambert et al., 2019). Como o colágeno tipo II é a proteína mais ampla da matriz da cartilagem, a avaliação da síntese e degradação do colágeno tipo II é vital no estudo da progressão da Osteoartrite (OA) (Conrozier et al., 2007; Gillesberg et al., 2021). Sua expressão é ajustada pelo trio Sox de fatores de transcrição (Sox5, Sox6 e Sox9), dos quais Sox9 foi encontrado pela primeira vez para ligar uma sequência particular no intron 1 do gene do colágeno tipo II (*COL2A1*) (Nham et al., 2019). Foi relatado que a OA atrófica do quadril é caracterizada pela diminuição da atividade sintética envolvendo a síntese de colágeno tipo II, e isso pode ser parte responsável pela ausência de formação de osteófitos (Conrozier et al., 2007). Foi observado que o impacto do colagénio de tipo II como material de suporte com sinais exteriores na regeneração do tecido semelhante à cartilagem hialina não foi descoberto, pelo menos na fase inicial da regeneração do tecido (Ohno et al., 2004). Descobriu-se que tanto o colesterol como o componente de colagénio tipo II são significativamente mais elevados em amostras com calcificação, enquanto o colagénio tipo II está localizado predominantemente no tecido em torno do depósito de cálcio (Kuzan et al., 2017). O hialuronano (HA) pode regular negativamente a ação catabólica dos fragmentos de colagénio de tipo II nas articulações com osteoartrite (Yasuda, 2012). O colagénio tipo II pode ser utilizado para reforçar uma córnea enfraquecida (Greene et al., 2016).

COLÁGENO DE TIPO III (Col 3)

O colagénio tipo III é um colagénio fibrilar e inclui apenas uma cadeia α de colagénio, ao contrário de muitos outros colagénios (Satomi et al., 2008; Ueda et al., 2009; Yu et al., 2012). É um homotrímero que inclui três cadeias α1 (III) superenroladas uma em torno da outra em uma tripla hélice destra (Tanaka et al., 2000; Boudko et al., 2008; Nikolov et al., 2020). O colagénio de tipo III é produzido por fibroblastos e outros tipos de células mesenquimatosas, o que o torna um ator principal em várias patologias associadas à inflamação, como doenças virais, lesões pulmonares e doenças hepáticas não virais, fibrose renal, doenças vasculares e hérnias (Terui et al., 2009; Taddese et al., 2010; Barascuk et al., 2011; Wang et al., 2016; Uchinaka et al., 2018). O colagénio de tipo III, juntamente com o colagénio de tipo I, são os principais componentes da matriz intersticial (Zhu et al., 2007; Williams e Olsen, 2009; Barascuk et al., 2010). O colágeno tipo III tem uma função significativa na fibrilogênese do colágeno durante o desenvolvimento dérmico e arterial (Yang et al., 2021; Miyauchi et al., 2022), incluindo três cadeias α1 (III) idênticas que são especialmente encontradas em tecidos que apresentam características elásticas, por exemplo, a pele e a parede arterial (D′ hondt et al., 2018). O colágeno tipo III não é um componente usual da matriz extracelular dos glomérulos, mas é descoberto no interstício e nas paredes dos vasos (Wilson et al., 2021). O colagénio de tipo III conseguiu melhorar o stress oxidativo e nitrosativo, bem como a inflamação, e a sua suplementação pode ser sugerida como um promissor fator anti-osteoartrítico recomendado em doentes idosos sujeitos a osteoartrite (Jaleel et al., 2020). O colagénio de tipo III tem uma função importante na cicatrização de feridas cutâneas, na formação de fibroblastos no local da ferida e na formação de uma matriz provisória que orienta as células inflamatórias (Makuszewska et al., 2020). O colagénio III regula a mecânica e a estrutura das fibrilas tanto na cartilagem rica em colagénio II como no menisco dominado pelo colagénio I, e influencia a compressão da rede de aggrecano provavelmente através da mediação da integração da rede de aggrecano e colagénio (Wang et al., 2020). O colagénio humano tipo III (hCOL3A1) está relacionado com os colagénios formadores de fibrilhas e encontra-se amplamente distribuído em tecidos conjuntivos extensíveis, como órgãos internos, pele ou sistema vascular, e desempenha um papel notável na cicatrização de feridas. A deposição de colagénio tipo III encontra-se na cartilagem articular adulta, mas é significativamente mais evidente nas articulações osteoartríticas, indicando um potencial marcador de reparação da matriz ou de patologia (Hosseininia et al., 2016). O colagénio humano do tipo III (hCOL3A1) está associado aos colagénios formadores de fibrilhas e é amplamente distribuído no tecido conjuntivo extensível, como o sistema vascular, a pele ou os órgãos internos, e tem funções importantes na cicatrização de feridas, na fibrilogénese do colagénio e no desenvolvimento cardiovascular normal em seres humanos (Hua et al., 2019). Foi relatado que a incorporação da sequência octapeptídica em peptídeos miméticos de colágeno tipo III pode induzir a perda da atividade antitrombótica para uma pró-trombótica (Pires et al., 2007). O colagénio de tipo III é o constituinte do colagénio responsável pela estimulação do crescimento das células osteoblásticas humanas (Maehata et al., 2007). O aumento do teor de colagénio de tipo III pode conduzir a fibras de colagénio mais finas, diminuir a resistência à tração e, em última análise, provocar a rutura total do tendão (Eriksen et al., 2002). O colagénio de tipo III tem impacto na migração e invasão de células de glioblastoma humano *in vitro* (Chintala et al., 1996).

COLAGÉNIO DE TIPO III (Col 3) E FACTOR DE CRESCIMENTO EPIDERMAL (EGF)

Com uma densidade celular elevada, os fibroblastos da pele humana criam uma proporção mais elevada de colagénio de tipo III para colagénio de tipo I e o tratamento de culturas esparsas com prostaglandina E_2 também aumenta este rácio, enquanto o tratamento de culturas densas com fator de crescimento epidérmico diminui (Steinmann et al., 1982). Os efeitos potenciais de cicatrização de feridas do creme de extrato de fruta do dragão vermelho (RDFE) no colagénio de tipo III foram descobertos no dia 7, mas não foi descoberto um aumento dos níveis de EGF após o tratamento com RDFE, e o creme RDFE, incluindo flavonóides, contribuiu para aumentar a produção de colagénio de tipo III (Tahir et al., 2020).

COLÁGENO DE TIPO IV (Col 4)

Existem seis tipos de cadeias polipeptídicas de α1 (IV) a α6 (IV) categorizadas na família do colágeno tipo IV, que formam três tipos de estruturas helicoidais triplas que são formadas a partir de vários arranjos de cadeia: α1α1α2, α3α4α5α e α5α5α6, e α1α1α2 colágeno tipo IV é identificado na maioria das membranas basais (Boosani et al., 2004; Morita et al., 2017; Apu et al., 2020). Cada cadeia α do colagénio tipo IV inclui uma região colagénica designada por domínio helicoidal triplo e uma região globular conhecida por domínio não colagénico 1 (NC1) (Morita et al., 2017). O colagénio tipo IV, codificado por seis cadeias α geneticamente distintas (α1-α6), é uma estrutura principal do glomérulo renal (Zeisberg et al., 2002). Os colágenos tipo IV são um componente básico de todas as membranas basais (Mundel e Kalluri, 2007; Nakamura et al., 2022), e prosseguem junto com os primeiros organismos multicelulares e foram integrados em diferentes procedimentos biológicos fundamentais à medida que o tempo e a evolução formaram o reino animal (Rayan et al., 1999; Mao et al., 2015; Shulman et al., 2021). O colagénio de tipo IV é um componente da matriz mesangial e está aumentado em quantidade em muitas formas de lesão glomerular (Adler et al., 2000). A oxidação do LDL na parede vascular provoca a formação de aldeídos reactivos, que podem variar em torno da proteína da matriz (McLeod et al., 2015). Foram descobertos autoanticorpos contra a colagem nativa do tipo IV em diferentes doenças auto-imunes (McLeod et al., 2015). A produção de proteínas da matriz extracelular, como o colagénio tipo IV e a fibronectina pelas células mesangiais, participa na glomeruloesclerose progressiva (Tahara et al., 2008). Kusunoki et al. (2000) sugeriram que a coloração para o colagénio de tipo IV pode ser considerada um marcador bioquímico para a previsão da agressividade das metástases e da invasão. Stawikowski et al. (2014) referiram que o colagénio de tipo IV é consideravelmente glicosilado e que a glicosilação do colagénio pode regular a ligação às integrinas, podendo os níveis de glicosilação ser alterados pela redução da expressão das enzimas de glicosilação, mas possivelmente não pela atividade de desglicosilação extracelular. É o principal componente da barreira hemato-encefálica e a perturbação inflamatória da barreira hemato-encefálica é um dos principais mecanismos da esclerose múltipla (EM) (Sadarzanska-Terzieva et al., 2015). O colagénio de tipo IV é um componente principal da lâmina endotelial vascular (Okada e

Yamawaki, 2019), durante a metástase e a progressão do tumor, o colagénio de tipo IV sob a lâmina endotelial vascular é degradado por enzimas de degradação das proteínas da matriz extracelular (ECM) (Zeng et al., 1999; Kalluri, 2003). Os colagénios de tipo IV e VI são significativamente glicosilados e hidrocilados, enquanto os colagénios fibrilares, particularmente os tipos I e III, têm níveis muito mais baixos destas modificações (Sipila et al., 2007).

Katavetin et al. (2010) ilustraram que a excreção urinária de colagénio de tipo IV pode ser utilizada na previsão do declínio da função renal em doentes com diabetes de tipo 2 e proteinúria. Através da combinação do colagénio de tipo IV e do tempo de protrombina, é possível obter um diagnóstico eficaz da cirrose em doentes com hepatite C crónica ativa (Qiu et al., 2004). Nystrom et al. (2011) referiram que o colagénio de tipo IV tem capacidade para ser considerado um biomarcador relacionado com o tumor para as metástases hepáticas colorrectais (CLM), e os resultados mostram a importância da interação entre o estroma no microambiente tumoral e as células cancerígenas. A icariina é o principal componente do flavonoide isolado da planta *Herba epimedii*, pode reduzir a expressão do TGF-β_1 e da proteína do colagénio IV, e a estimulação da expressão do colagénio IV e da proteína TGF-β_1 pode estar associada ao alívio dos danos renais em ratos com nefropatia diabética induzida por STZ (Qi et al., 2011). Foi referido que os níveis séricos de laminina-5, fibronectina e colagénio IV estão significativamente aumentados no TCC da bexiga humana (Guszcz et al., 2023). Wilson et al. (2022) demonstraram que o colagénio tipo IV se liga ao fator de crescimento transformador (TGF) beta e que o TGF beta estimula a produção de colagénio tipo IV nos fibroblastos estromais da córnea, para além das membranas basais. A adição de uma baixa concentração de colágeno reduziu a secreção de Mucina 5AC (MUC5AC), e o colágeno tipo IV induziu a estimulação da quinase regulada por sinal extracelular (ERK) que leva à secreção de MUC5AC (Ito et al., 2019). Heo et al. (2015) sugeriram que o COL-IV imobilizado em nanofibras de ácido poli (L-lático) (PLLA) electrospun pode atuar como um caso instrutivo favorável aplicado em materiais de enxerto vascular. As mutações nos genes do colagénio tipo IV α3, α4 e α5 e nas cadeias α3, α4 e α5 formam um complexo que causa a síndrome de Alport (Kobayashi e Uchiyama, 2003). Chen et al. (2001) relataram que o colágeno tipo IV modulou altamente a proliferação, migração e adesão de células tumorais de maneira dependente da dose do que o colágeno tipo I. Lida et al. (2014) concluíram que, em pacientes hipertensos com pré-diabetes, o colagénio tipo IV urinário estava relacionado com a disfunção diastólica do ventrículo esquerdo (VE) e com o péptido natriurético cerebral (BNP). Ito et al. (2015) indicaram que o colagénio de tipo IV estimula a regeneração do músculo esquelético mediada por mioblastos que expressam o fator de crescimento semelhante à insulina (IGF)-I. Vários resultados demonstram que a aldeído-modificação do colagénio tipo IV, associada à oxidação do LDL, nas placas ateroscleróticas pode induzir a disfunção endotelial e aumentar o risco de eventos clínicos (Duner et al., 2015).

COLAGÉNIO TIPO V (COL 5)

A colagem do tipo V é um colagénio fibrilar menor, encontrado nos mesmos tecidos que o Col I e o Col III, que têm papéis na formação de tecidos (Parra et al., 2010; Souza et al., 2010; Veidal et al., 2012; Alfieri et al., 2019; Balancin et al., 2020). O Col V é incrivelmente encontrado em neoplasias malignas do pulmão, cólon, mama e pâncreas (Marangoni et al., 2021). O Col V permanece em metanefros e a estrutura da fibrila do Col V (Hsu et al., 2013). Ambos os colágenos tipo I e V são encontrados apenas na camada subepitelial na membrana timpânica (MT) normal do rato's, e desempenham um papel significativo no procedimento de cicatrização da MT (Ijima et al., 2010; Franke et al., 2014; Makuszewska et al., 2019). A deficiência de colagénio V aumenta o tamanho da cicatriz após lesão cardíaca aguda, e as características mecânicas das cicatrizes são alteradas com a deficiência de Col V (Yokota et al., 2020). O colágeno tipo V consistia em duas espécies moleculares diferentes, incluindo $[\alpha 1 (V)]_2 \alpha2 (V)$ e $\alpha1 (V) \alpha2 (V) \alpha3 (V)$, cuja proporção era quase 1: 1.3. (Tsuzaki et al., 1990; Furuto et al., 1991; Ziats e Anderson, 1993). O Col V leva à rápida produção de anticorpos anti-col(V) e também a uma assinatura transcricional específica em células B esplénicas murinas (Zaffiri et al., 2019). O colágeno tipo V ajusta a nanoestrutura da fibrila de colágeno e a micromecânica das camadas de cartilagem hialina e fibrocartilagem no côndilo da articulação temporomandibular (Chandrasekaran et al., 2021). A função do colagénio de tipo V na organização do destino celular é especial para as células progenitoras na cartilagem condilar (Chandrasekaran et al., 2021). Tanto o colagénio de tipo I como o de tipo V podem ter um papel na patogénese do leiomioma uterino (Iwahashi e Muragaki, 2011). O Col V influencia a migração, a viabilidade, o potencial metastático e de adesão das células cancerosas pancreáticas (Berchtold et al., 2015). O pré-tratamento por injeção intravenosa de colV suprime a fibrose pulmonar induzida pela bleomicina através da inibição da produção de interleucina (IL)-6 e IL-17 (Braun et al., 2010). Durante o desenvolvimento e a remodelação, o colagénio V tem uma função vital na modificação do comportamento celular, quando estão disponíveis tecidos muito moles (Breuls et al., 2009). Os tipos de colagénio I, III e V dão vários conjuntos de sinais aos fibroblastos que ajustam de forma diferente a sua proliferação e a expressão de metaloproteinases (MMPs) (Kerkvliet et al., 2003). Foi demonstrado que a escalada do colagénio $\alpha1(XI)$ e os níveis de mRNA e proteína do colagénio V estão linearmente associados ao tamanho do aneurisma e fornecem um mecanismo potencial para a progressão e geração do alargamento aneurismático (Toumpoulis et al., 2009). O colagénio de tipo V não tem qualquer papel nos processos de diferenciação dos ameloblastos ou dos odontoblastos (Bronckers et al., 1986). O colagénio de tipo V forma fibrilas finas e controla o diâmetro das fibrilas de colagénio de tipo I como um componente copolimerizado. Interage *in vitro* com várias macromoléculas extracelulares, como a trombospondina, o sulfato de heparano, a heparina, a decorina e o biglicano (Leytin et al., 1989; Yaoi et al., 1991; Sakata et al., 1992; Burrows et al., 1996; Adachi et al., 1989; Underwood et al., 1998; Zhang et al., 2009).

COLAGÉNIO DE TIPO V (Col 4) E FACTOR DE CRESCIMENTO EPIDÉRNICO (EGF)

O colagénio tipo V é colocado na região do domínio N-terminal na superfície da fibrila, e presume-se que para resolver o local do início da montagem da fibrila *in vivo* (Xu et al., 2019). As prateleiras palatinas cultivadas na existência de EGF eram consideravelmente maiores e revelaram aumentos dramáticos na localização imunofluorescente da fibronectina, e o EGF também restringiu a dissolução normal do epitélio palatino médio, e sob os impactos do EGF, houve uma escalada notável na síntese das cadeias α1 (V) e α2 (V) do colágeno tipo V (Silver et al., 1984).

PRODUÇÃO DE COLAGÉNIO

A síntese de colagénio é um parâmetro importante no processo de cicatrização de feridas, com estudos que propõem que o colagénio pode ser aplicado para aumentar a matriz extracelular (MEC) danificada (Zhang et al., 2021). A produção e reorientação de colagénio são actos fundamentais na cicatrização de tendões e são importantes para atingir a resistência à tração (Tang et al., 2004). Jimi et al. (1995) mostraram que as lipoproteínas de baixa densidade oxidadas (LDL) podem ter uma função direta na estimulação da produção de colagénio nas células musculares lisas (SMC), o que poderia causar colagenose na aterosclerose. Zhou et al. (2017) relataram que o miR-21 estimulou a produção de colagénio no queloide, ajustando negativamente a expressão do Smad7. O colagénio é o principal constituinte da pele᾽s sistema de suporte, permitindo a sua firmeza, elasticidade e resistência mecânica, e a produção de colagénio da pele diminui à medida que envelhecemos, o que tem ligação com o aumento do adelgaçamento, flacidez e rugas (Marin et al., 2022). Takizawa et al. (2021) relataram que o recetor acoplado à proteína G da família C, grupo 5, membro B (GPRC5B) aumentou a produção de colagénio nos miofibroblastos, o que estimula diretamente a fibrose nos tecidos. A supressão do GPRC5B diminuiu a expressão dos genes do colagénio nos miofibroblastos (Takizawa et al., 2021). Ono-Ohmachi et al. (2019) relataram que o fator de crescimento transformador (TGF-β1) está envolvido no efeito estimulador sobre as células mesenquimais da produção de colágeno e na produção de colágeno em fibroblastos e osteoblastos com frações da proteína da base do leite (MBP) separadas por métodos cromatográficos. A degradação do colagénio é a principal alteração deletéria encontrada na pele envelhecida, e a degradação dos colagénios é agravada pela ativação das metaloproteinases da matriz (MMPs) (Lee et al., 2021). Os substratos de fibras de colagénio têm potencial para aplicação numa série de aplicações de engenharia de tecidos e medicina regenerativa (Verma et al., 2022). Ohguchi et al. (2006) sugeriram que a fosfolipase D (PLD1) tem uma função importante na produção de colagénio tipo I através da sinalização do alvo mamífero da rapamicina (mTOR) em fibroblastos dérmicos humanos. A interleucina-13 (IL-13) promoveu a produção de colagénio em culturas primárias de fibroblastos das vias respiratórias de ratinho através da ativação da sinalização JAK/STAT6 para criar PDGE e a consequente ativação de ERKS1/2 MAPK

(Lu et al., 2014). O TGF-β estimula a deposição excessiva de colagénio em doenças fibróticas como a fibrose pulmonar idiopática (FPI) e, de acordo com os resultados, a via de síntese de serina *de novo* é importante para a produção de colagénio induzida por TGF-β, o que indica que esta via pode ser um alvo terapêutico para o tratamento de doenças fibróticas, incluindo a FPI (Nigdelioglu et al., 2016). Fator de crescimento transformador beta (TGF) -β1 tempo e dose-dependentemente levam à produção de colágeno tipo I de fibroblastos renais, e a ativação da proteína quinase ativada por monofosfato de adenosina (AMPK) por metforming reduziu a produção de colágeno I induzida por TGF-β1 pela inibição da expressão do fator de crescimento do tecido conjuntivo (CTGF) dirigido por Smad3 (Lu et al., 2015). Saito et al. (2017) relataram que a infiltração de macrófagos era vital para a hipertrofia do ligamento amarelo (LF), gerenciando a produção de colágeno em fibroblastos, proporcionando melhores percepções da fisiopatologia da hipertrofia do LF. Lin et al. (2017) indicaram que o TGF-β1 pode ter um papel nos procedimentos de cicatrização/regeneração da polpa dentária em resposta a lesões, promovendo a produção de colagénio e do inibidor tecidular da metaloproteinase-1 (TIMP-1), e estes eventos estão relacionados com a quinase-5/Smad2/3 semelhante ao recetor da activina e com a sinalização da proteína quinase quinase activada por mitogénio (MEK)/cinase regulada por sinal extracelular (ERK). Kim et al. (2010) demonstraram que a IL-18 regula diretamente a produção de colagénio nos fibroblastos dérmicos humanos (HDF) através de Ets-1 e da via da quinase regulada por sinal extracelular (ERK), indicando que a IL-18 pode exercer actividades antifibróticas nos fibroblastos dérmicos.

FACTOR DE CRESCIMENTO EPIDÉRMICO (EGF)

O recetor do fator de crescimento epidérmico é um recetor de tirosina quinase de 180 kDa ativado pela sua ligação ao TGFα, EGF e HB-EGF (Maemoto et al., 2023). O fator de crescimento epidérmico é um péptido presente tanto no leite humano como no colostro. Os factores de crescimento epidérmico e os seus receptores são comuns em muitos tecidos e activos em processos de desenvolvimento em ratos, como a erupção dentária e a abertura precoce das pálpebras. Os factores de crescimento epidérmico parecem ser essenciais no desenvolvimento e nas actividades dos mamíferos, embora as funções precisas e o significado ainda não sejam óbvios. Os membros da família dos factores de crescimento epidérmico têm funções na embriogénese e no crescimento fetal, uma vez que foram reconhecidos receptores nos tecidos fetais. É um fator de crescimento que pode modular a proliferação de hepatócitos em cultura. A família EGF indica padrões de expressão óbvios, enquanto o EGF se encontra em muitos fluidos corporais, os outros membros da família associados são segregados como factores parácrinos ou autócrinos e actuam normalmente a curtas distâncias. Os péptidos de EGF indicam padrões de expressão claros que são organizados em função do desenvolvimento ou específicos dos tecidos. A sinalização do recetor do fator de crescimento epidérmico é geralmente desregulada em diferentes tipos de cancro (Wisniewski et al., 2023) e é um dos principais receptores tirosina-quinases (RTK) nas células epiteliais (Lindsey e Langhans, 2015). O fator de crescimento epidérmico é composto por um recetor (recetor do fator de crescimento epidérmico (EGFR) e sete ligandos peptídicos distintos (EGF; fator de crescimento epidérmico de ligação à heparina (HBEGF); betacelulina (BTC); epígeno (EPGN); epiregulina (EREG); fator de crescimento transformador alfa (TGFA); anfiregulina (AREG) (Pascarelli et al., 2021). O fator de crescimento epidérmico promove o crescimento, a diferenciação e a proliferação celulares ligando-se ao seu recetor EGFR (Wong e Guillaud, 2014). O EGF é produzido ao longo dos túbulos renais e excretado na urina, tornando o EGF urinário uma possível marca da capacidade funcional regenerativa do compartimento tubulointersticial do rim (Ledeganck et al., 2021; Cheng et al., 2022).

As técnicas de tratamento com base em anticorpos monoclonais direccionados para o EGFR, como o cetuximab, o nimotuzumab, o panitumumab e o necitumumab, são amplamente utilizadas como terapias anticancerígenas e, juntamente com a quimioterapia ou a radioterapia, revelam uma eficácia anticancerígena promissora (Cai et al., 2020; Kitamura et al., 2022). O fator de crescimento epidérmico tem uma grande função na remodelação dos tecidos após danos (Deming et al., 2015), que estimula a regeneração dos tecidos aumentando a síntese da matriz extracelular, a motilidade celular e a proliferação celular (Tao et al., 2013). O EGF foi reconhecido em diferentes espécies, incluindo humanos, e sua produção renal está presente nas membranas basal e apical das células epiteliais dos túbulos proximais, dos túbulos distais e da alça de Henle (Rayego-Mateos et al., 2018), e a função exercida pelo EGF no rim está ligada à homeostase eletrolítica e à proliferação e reparo de danos celulares (Rios-Silva et al., 2022). O fator de crescimento epidérmico foi encontrado em várias condições como um biomarcador da atividade renal: a alteração dos níveis de EGF na urina (geralmente o seu declínio) tem sido associada à lesão renal aguda (LRA), à presença de nefropatia, à doença renal crónica (DRC) ou à progressão para estes estados, e à presença de cancro do rim numa população de risco (Rios-Silva et al., 2022). A desregulação do recetor do fator de crescimento epidérmico tem relação com a asma, e o recetor do fator de crescimento epidérmico mostra a sua potência como alvo terapêutico para a asma (Liu et al., 2023). O recetor do fator de crescimento epidérmico apresenta-se como um recetor-alvo promissor, uma vez que está sobre-expresso em vários tipos de carcinomas de células escamosas da cabeça e do pescoço (HNSCC) (Wienen et al., 2023). Brewitz et al. (2022) referiram que os domínios semelhantes ao fator de crescimento epidérmico (EGFD) desempenham papéis básicos na sinalização célula-célula. Gonzales et al. (2021) referiram que a sinalização do EGFR tem uma função notável na resposta regenerativa do fígado após uma lesão e também é ativa na transformação celular relacionada com danos crónicos. O EGFR desempenha uma função importante no desenvolvimento inicial do cérebro, embora o seu padrão de expressão diminua de acordo com a maturação do sistema nervoso ativo (Jayaswamy et al., 2023). Também permite a administração dirigida de fármacos macromoleculares a tumores, e o seu ligando, o fator de crescimento epidérmico, liga-se ao EGFR com elevada afinidade, mas actua de forma mitogénica (Decker et al., 2022). As mutações do EGFR são a principal mutação acionável comum no cancro do pulmão de células não pequenas metastático (NSCLC) (Lai-Kwon et al., 2021). O EGFR estimula vários aspectos do desenvolvimento e da homeostasia dos tecidos (Orofiamma et al., 2022).

CONCLUSÃO

A proteína mais abundante encontrada nos mamíferos é o colagénio, e existem cerca de 28 tipos diferentes de colagénio no corpo humano, mas há cinco tipos, nomeadamente o Tipo I, o Tipo II, o Tipo III, o Tipo V e o Tipo X, que são mais geralmente utilizados em suplementos, e os cinco tipos comuns de colagénio estão disponíveis sob várias formas e em diferentes fontes, o que resulta em vários casos de utilização e benefícios potenciais. Este artigo de revisão tem como objetivo fornecer uma visão geral de diferentes colagénios e factores de crescimento epidérmico a partir de estudos publicados recentemente, bem como algumas direcções importantes para investigações futuras. A pesquisa de palavras-chave para Colagénio, Crescimento epidérmico, Polipéptidos, Aminoácidos, Proteína e Engenharia de tecidos foi realizada utilizando o Google scholar, PubMed e Scopus. Os colagénios fibrilares são os colagénios dos tipos I, II, III, V, XI, XXIV, XXVII, e os colagénios não fibrilares são os colagénios dos tipos IV, VI, VII, VIII, IX, X, XII, XIII, XIV, XV, XVI, XVII, XVIII, XIX, XX, XXI, XXII, XXIII, XXV, XXVI, XXVIII e XXIX. O colagénio I pode ser encontrado no osso, na pele, no tendão, na córnea e na ligadura vascular; o colagénio II pode ser encontrado na cartilagem, no corpo vítreo e na cartilagem; o colagénio III é o principal ingrediente das fibras reticulares que se encontram frequentemente ao lado do tipo I; a localização do colagénio III é também na pele, no útero, no intestino e nos vasos. O colagénio V pode ser encontrado nos ossos, pele, córnea, cabelo, placenta e superfícies celulares, enquanto o colagénio IV pode ser identificado nos capilares, na camada secretada pelo epitélio da membrana basal e forma a lâmina basal. O colagénio IV forma a lâmina basal, os capilares e a camada secretada pelo epitélio da membrana basal. O colagénio VI encontra-se nos ossos, pele, cartilagem, córnea e vasos, enquanto o colagénio VII pode ser encontrado na pele, bexiga, membranas mucosas, líquido amniótico e cordão umbilical. O colagénio VII pode ser identificado na bexiga, na pele, nas membranas mucosas, no líquido amniótico e no cordão umbilical, enquanto o colagénio VIII está disponível na pele, no coração, nos rins, no cérebro, nos ossos, nas cartilagens e nos vasos. Além disso, os colagénios X, XI e IX podem ser encontrados na cartilagem.

Contribuições dos autores: W.S.: preparação do rascunho original e edição; M.H.S.: preparação do rascunho original e edição; M.KH: preparação do rascunho original. Todos os autores leram e concordaram com a versão publicada do manuscrito.

Financiamento: Esta investigação foi financiada pela Fundação de Ciências Naturais de Pequim, China (Subvenção n.º M21026). Esta investigação foi também apoiada pelo Programa Nacional de I&D da China (subvenção de investigação 2019YFA0904700).

Declaração do Conselho de Revisão Institucional: Não aplicável.

Declaração de consentimento informado: Não aplicável.

Declaração de disponibilidade de dados: Não aplicável.

Conflitos de interesse: Os autores declaram não haver conflito de interesses.

REFERÊNCIAS

1- Abad-Javier, M. E., Cajero-Juarez, M., Nunez-Anita, R. E., e Contreras-Garcia, M. E. 2019. Efeito da funcionalização de colágeno tipo I e vitamina D3 de andaimes biomiméticos de bioglass na condensação de hidroxiapatita. Jornal da Sociedade Europeia de Cerâmica. 39(12); 3505-3512. https://doi.org/10.1016/j.jeurceramsoc.2019.02.050

2- Adachi, E., Hayashi, T., e Hashimoto, P. H. 1989. Evidência microscópica imunoelectrónica de que o colagénio de tipo V é um colagénio fibrilar: importância para uma capacidade de agregação da preparação para reconstituir fibrilhas em banda. Matrix. 9(3): 232-237. https://doi.org/10.1016/S0934-8832(89)80055-1

3- Adamiak, K., e Sionkowska, A. 2022. A influência da irradiação UV em filmes de colagénio de pele de peixe na presença de xanthohumol e propanediol. Spectrochimica Ata Parte A: Espectroscopia Molecular e Biomolecular. 282: 121652. https://doi.org/10.1016/j.saa.2022.121652

4- Adler, S. G., Feld, S., Striker, L., Striker, G., LaPage, J., Esposito, C., Aboulhosn, J., Barba, L., Cha, D. R., Nast, C. C. 2000. Glomerular type IV collagen in patients with diabetic nephtopathy with and without additional glomerular disease. Kidney International. 57(5) 2084-2092. https://doi.org/10.1046/j.1523-1755.2000.00058.x

5- Alshammari, A., e Amar, S. 2019. Proposta para um novo modelo murino de periodontite humana usando *Porphyromonas gingivalis* e injeções de anticorpos de colágeno tipo II. The Saudi Dental Journal. 31(2); 181-187. https://doi.org/10.1016/j.sdentj.2019.02.043

6- Agarwal, G., Agrawal, A. K., Fatima, A., e Srivastava, A. 2021. A análise da tomografia de raios X revela a influência do grafeno na morfologia porosa dos criogéis de colagénio. Micron. 150: 103127. https://doi.org/10.1016/j.micron.2021.103127

7- Agren, M. S., Schnabel, R., Christensen, L. H., e Mirastschijski, U. 2015. A degradação acelerada do fator de necrose tumoral-α do colágeno tipo I na pele humana está associada à metaloproteinase de matriz elevada (MMP) -1 e MMP-3 ex vivo. Jornal Europeu de Biologia Celular. 94(1): 12-21. https://doi.org/10.1016/j.ejcb.2014.10.001

8- Ahmed, R., Getachew, A. T., Cho, Y.-J., e Chun, B.-S. 2018. Aplicação de proteases colagenolíticas bacterianas para a extração de colágeno tipo I da pele do atum patudo (*Thunnus obesus*). LWT. 89: 44-51. https://doi.org/10.1016/j.lwt.2017.10.024

9- Ahmed, M., Anand, A., Verma, A. K., e Patel, R. 2022. Auto-montagem in-vitro e propriedades antioxidantes do colagénio tipo I da pele de *Lutjanus erythropterus* e *Pampus argenteus*. Biocatálise e Biotecnologia Agrícola. 43: 102412. https://doi.org/10.1016/j.bcab.2022.102412

10- Akiyama, Y., Ito, M., Toriumi, T., Hiratsuka, T., Arai, Y., Tanaka, S., Futenma, T., Akiyama, Y., Yamaguchi, K., Azuma, A., Hata, K.-I., Natsume, N., e Honda, M. 2021. Potencial de formação óssea de partículas de péptido recombinante à base de colagénio tipo I em defeitos da calvária de ratos. Terapia regenerativa. 16: 12-22. https://doi.org/10.1016/j.reth.2020.12.001

11- Akram, A. N., e Zhang, C. 2020. Efeito da ultrassonografia sobre o rendimento, características funcionais e físico-químicas do colágeno-II da cartilagem esternal de frango. Química alimentar. 307: 125544. https://doi.org/10.1016/j.foodchem.2019.125544

12- Alfieri, M., Barbaro, F., Consolini, E., Bassi, E., Dallatana, D., Bergonzi, C., Bianchera, A., Bettini, R., Toni, R. e Elviri, L. 2019. Um método de espetrometria de massa direcionado para rastrear os tipos de colágeno I-V na matriz extracelular 3D descelularizada da tireoide de ratos machos adultos. Talanta. 193: 1-8. https://doi.org/10.1016/j.talanta.2018.09.087

13- Alonso, M., Claros, S., Becerra, J., e Andrades, J. 2008. O efeito do colagénio tipo I na diferenciação osteocondrogénica em células estromais derivadas do tecido adiposo *in vivo*. Cytotherapy. 10(6): 597-610. https://doi.org/10.1080/14653240802242084

14- An, B., Li, Y.-S., Brodsky, B. 2016. Interacções de colagem: Design e entrega de medicamentos. Adv Drug Deliv Rev. 1(97): 69-84. https://doi.org/10.10160/j.addr.2015.11.013

15- Andrade, L. R., Salles, F. T., Grati, Mohamed, Manor, U., e Kachar, B. 2016. As tectorinas reticulam as fibrilas de colagénio do tipo II e ligam a membrana tectorial ao limbo espiral. Jornal de Biologia Estrutural. 194(2): 139-146. https://doi.org/10.1016/j.jsb.2016.01.006

16- Anithabanu, P., Balasubramanian, S., Dayanidhi, D., Nandhini, T., e Vaidyanathan, V. G. 2022. Estudos de caraterização físico-química de colagénio marcado com complexo polipiridílico de Ru (II). Heliyon. 8(8): e10173. https://doi.org/10.1016/j.heliyon.2022.e10173

17- Ao, H.-Y., Xie, Y.-T., Yang, S.-B., Wu, X.-D., Li, K., Zheng, X.-B., e Tang, T.-T. 2016. O colagénio tipo I imobilizado covalentemente facilita a osteocondução e a osseointegração de implantes revestidos de titânio. Journal of Orthopaedic Translation. 5: 16-25. https://doi.org/10.1016/j.jot.2015.08.005

18- Apu, N., da Silva, A. R., Kalogeropoulos, K., Herrera, C.; Camacho, E., Rucavado, A., Gutierrez, J. M., Escalante, T. 2020. Interação de metaloproteinases de veneno de cobra com colágeno tipo IV: Papel dos diferentes domínios na licitação de alvos. Toxicon. 177(1), S51. https://doi.org/10.1016/j.toxicon.2019.12.109

19- Bagavandoss, P. 2014. Expressão temporal de tenascina-C e colagénio de tipo I em resposta a gonadotrofinas no ovário de rato imaturo. Ata Histochemica. 116(7): 1125-1133. https://doi.org/10.1016/j.acthis.2014.05.007

20- Bagi, C. M., Berryman, E. R., Teo, S., e Lane, N. E. 2017. A administração oral de colágeno nativo não desnaturado de frango tipo II (UC-II) diminuiu a deterioração da cartilagem articular em um modelo de rato de osteoartrite (OA). Osteoartrite e Cartilagem. 25(12): 2080-2090. https://doi.org/10.1016/j.joca.2017.08.013

21- Bai, Y., Zhang, J., Xu, J., Cui, L., Zhang, H., e Zhang, S. 2015. Alteração do colágeno tipo I na artéria radial ou pacientes com doença renal em estágio terminal. O Jornal Americano de Ciências Médicas. 349(4): 292-297. https://doi.org/10.1097/MAJ.0000000000000408

22- Baidoo, N., Sanger, G. J., e Belai, A. 2022. A vulnerabilidade da *taenia coli* humana às alternâncias no colagénio total no cólon dos idosos. Ata Histochemica. 124(8): 151958. https://doi.org/10.1016/j.acthis.2022.151958

23- Balancin, M. L., Teodoro, W. R., Baldavira, C. M., Prieto, T. G., Farhat, C., Velosa, A. P., Souza, P. D. C., Yaegashi, L. B., AbSaber, A. M., Takagaki, T. Y., e Capelozzi, V. L. 2020. Diferentes padrões histológicos dos níveis de colagénio tipo V conferem um microambiente tecidular de matrizes-privilegiadas para invasão em tumores malignos com valor prognóstico. Pathology-Research and Practice. 216(12): 153277. https://doi.org/10.1016/j.prp.2020.153277

24- Bao, Z., Gao, M., Fan, X., Cui, Y., Yang, J., Peng, X., Xian, M., Sun, Y., e Nian, R. 2020. Desenvolvimento e caraterização de um colágeno tipo I funcionalizado foto-cross-linked (*Oreochromis niloticus*) e hidrogel de diacrilato de polietilenoglicol.

Jornal Internacional de Macromoléculas Biológicas. 155: 163-173. https://doi.org/10.1016/j.ijbiomac.2020.03.210

25- Barascuk, N., Veidal, S. S., Larsen, L., Larsen, D. V., Larsen, M. R., Wang, J., Zheng, Q., Xing, R., Cao, Y., Rasmussen, L. M., e Karsdal, M. A. 2010. Um novo ensaio para a remodelação da matriz extracelular associada à fibrose hepática: Um ensaio de imunoabsorção enzimática (ELISA) para um neo-epítopo de colagénio de tipo III revelado proteoliticamente pela MMP-9. Clinical Biochemistry. 43(10-11): 899-904. https://doi.org/10.1016/j.clinbiochem.2010.03.012

26- Barascuk, N., Vassiliadis, E., Larsen, L., Wang, J., Zheng, Q., Xing, R., Cao, Y., Crespo, C., Lapret, I., Sabatini, M., Villeneuve, N., Vilaine, J.-P., Rasmussen, L. M., Register, T. C., e Karsdal, M. A. 2011. Desenvolvimento e validação de um ensaio de imunoabsorção enzimática para a quantificação de um fragmento específico de degradação mediada por MMP-9 do colagénio de tipo III - um novo biomarcador da remodelação da placa aterosclerótica. Clinical Biochemistry. 44(10-11): 900-906. https://doi.org/10.1016/j.clinbiochem.2011.04.004

27- Bay-Jensen, A. C., Kjelgaard-Petersen, C. F., Petersen, K. K., Arendt-Nielsen, L., Quasnichka, H. L., Mobasheri, A., Karsdal, M. A., e Leeming, D. J. 2018. A degradação da agrecanase do colagénio tipo III está associada à dor clínica no joelho. Bioquímica Clínica. 58: 37-43. https://doi.org/10.1016/j.clinbiochem.2018.04.022

28- Belloni, A., Furlani, M., Greco, S., Notarstefano, V., Pro, C., Randazzo, B., Pellegrino, P., Zannotti, A., Carpini, G. D., Ciavattini, A., Lillo, F. D., Giorgini, E., Giuliani, A., Cinti, S., e Ciarmela, P. 2022. Leiomioma uterino como modelo útil para desvendar o estado morfométrico e macromolecular do colagénio e o seu comprometimento em doenças fibróticas: Um estudo ex-vivo em humanos. Biochimica et Biophysica Ata (BBA)-Molecular Basis of Disease. 1868(12): 166494. https://doi.org/10.1016/j.bbadis.2022.166494

29- Berchtold, S., Grunwald, B., Kruger, A., Reithmeier, A., Hahl, T., Cheng, T., Feuchtinger, A., Born, D., Erkan, M., Kleeff, J., e Esposito, I. 2015. O colagénio tipo V promove o fenótipo maligno do adenocarcinoma ductal pancreático. Cancer Letters. 356(Part B): 721-732. https://doi.org/10.1016/j.canlet.2014.10.020

30- Bihlet, A. R., Bjerre-Bastos, J. J., Byrjalsen, I., Andersen, J. R., Bay-Jensen, A.-C., Pelletier, J.-P., Pelletier, J. M., e Karsdal, M. A. 2019. Biomarcadores séricos elevados de renovação inflamatória dos tipos de colágeno III e VI predizem perda rápida de cartilagem. Osteoartrite e Cartilagem. 27(1):S104-S105. https://doi.org/10.1016/j.joca.2019.02.155

31- Birk, D. E. 2001. Colagénio de tipo V: interacções heterotípicas de colagénio de tipo I/V na regulação da montagem de fibrilhas. Micron. 32(3): 223-237. https://doi.org/10.1016/S0968-4328(00)00043-3

32- Blotta, R. M., Costa, S. D. S., Trindade, E. N., Meurer, L., e Maciel-Trindade, R. 2018. Colagénio I e III em mulheres com diástase recti. Clinics. 73: e319. https://doi.org/10.6061/clinics/2018/e319

33- Bogin, O., Kvansakul, M., Rom, E., Singer, J., Yayon, A., Hohenester, E. 2002. Insight into Schmid metaphyseal chondrodysplasia from the crystal structure of the collagen X NC1 domain trimer. Structure. 10(2): 165-173. https://doi.org/10.1016/S0969-2126(02)00697-4

34- Bonod-Bidaud, C., Roulet, M., Hansen, U., Elsheikh, A., Malbouyres, M., Ricard-Blum, S., Faye, C., Vaganay, E., Rousselle, P., Ruggiero, F. 2012. Evidência *in vivo* de um papel de ponte de um subtipo de colagénio V na interface epiderme-derme. Journal of Investigative Dermatology. 132(7): 1841-1849. https://doi.org/10.1038/jid.2012.56

35- Boosani, C. S., Sudhakar, A. 2006. Clonagem, purificação e caraterização de um domínio proteico anti-angiogénico não colagénico do colagénio humano α1 tipo IV expresso em células Sf9. Protein Expression and Purification. 49(2), 211-218. https://doi.org/10.1016/j.pep.2006.03.007

36- Boraschi-Diaz, I., Mort, J. S., Bromme, D., Senis, Y. A., Mazharian, A., e Komarova, S. V. 2018. Os fragmentos de degradação do colágeno tipo I atuam através do recetor de colágeno LAIR-1 para fornecer um feedback negativo para a formação de osteoclastos. Bone. 117: 23-30. https://doi.org/10.1016/j.bone.2018.09.006

37- Boudko, S. P., Engel, J., Okuyama, K., Mizuno, K., Bachinger, H. P., e Schumacher, M. A. 2008. A estrutura cristalina do colagénio humano tipo III Gly -Gly^{9911032} peptídeo contendo nó de cistina mostra simetrias helicoidais triplas 7/2 e 10/3. Journal of Biological Chemistry. 283(47): 32580-32589. https://doi.org/10.1074/jbc.M805394200

38- Braun, R. K., Martin, A., Shah, S., Iwashima, M., Medina, M., Byrne, K., Sethupathi, P., Wigfield, C. H., Brand, D. D., e Love, R. B. 2010. Inibição da fibrose pulmonar induzida pela bleomicina através do pré-tratamento com colagénio tipo V. The Journal of Heart and Lung Transplantation. 29(8): 873-880. https://doi.org/10.1016/j.healun.2010.03.012

39- Breuls, R. G. M., Klumpers, D. D., Everts, V., e Smit, T. H. 2009. O colagénio tipo V modula o comportamento dos fibroblastos em função da rigidez do substrato. Biochemical and Biophysical Research Communications. 380(2): 425-429. https://doi.org/10.1016/j.bbrc.2009.01.110

40- Brewitz, L., Onisko, B. C., Schofield, C. J. 2022. Análises proteómicas e bioquímicas combinadas redefinem o requisito de sequência de consenso para a hidroxilação do domínio semelhante ao fator de crescimento epidérmico. Journal of Biological Chemistry. 298(8): 102129. htps://doi.org/10.1016/j.jbc.2022.102129

41- Brisson, B. K., Stewart, D. C., Burgwin, C., Chenoweth, D., Wells, R. G., Adams, S. L., e Volk, S. W. 2022. O domínio rico em cisteína do N-propeptídeo de colágeno tipo III inibe a ativação de fibroblastos atenuando a sinalização de TGFβ. Matrix Biology. 109: 19-33. https://doi.org/10.1016/j.matbio.2022.03.004

42- Brodsky, B., Persikov, A. V. 2005. Estrutura molecular da tripla hélice de colagénio. Adv Protein Chem. 70: 301-339. https://doi.org/10.1016/s0065-3233(05)70009-7

43- Bronckers, A. L. J. J., Gay, S., Lyaruu, D. M., Gay, R. E., e Miller, E. J. 1986. Localização do colagénio tipo V com anticorpos monoclonais no desenvolvimento de tecidos dentários e peridentais do rato e do hamster. Collagen and Related Research. 6(1): 1-13. https://doi.org/10.1016/S0174-173X(86)80029-2

44- Burrows, N. P., Nicholls, A. C., Yates, J. R. W., Gatward, G., Sarathachandra, P., Richards, A., e Pope, F. M. 1996. O gene que codifica o colagénio a1(V) (COL5A1) está ligado à síndrome mista de Ehlers-Danlos tipo I/II. Journal of Investigative Dermatology. 106(6): 1273-1276. https://doi.org/10.1111/1523-1747.ep12348978

45- Cabral, W. A., Fratzl-Zelman, N., Weis, M. A., Perosky, J. E., Alimasa, A., Harris, R., Kang, H., Makareeva, E., Barnes, A. M., Roschger, P., Leikin, S., Klaushofer, K., Forlino, A., Backlund, P. S., Eyre, D. R., Kozloff, K. M., e Marini, J. C. 2020. A substituição do local de 3-hidroxilação do colagénio A1 do tipo I murino altera a estrutura da matriz, mas não recapitula a displasia óssea da osteogénese imperfeita. Matrix Biology. 90: 20-39. https://doi.org/10.1016/j.matbio.2020.02.003

46- Cai, L., Fritz, D., Steganovic, L., e Stefanovic, B. 2010. Binding of LARP6 to the conserved 5$'$ stem-loop regulates translation of mRNAs encoding type I collagen.

Journal of Molecular Biology. 395(2): 309-326. https://doi.org/10.1016/j.jmb.2009.11.020

47- Cai, L., Fritz, D., Steganovic, L., e Stefanovic, B. 2010. Síntese de colagénio tipo I dependente de miosina não muscular. Journal of Molecular Biology. 401(4): 564-578. https://doi.org/10.1016/j.jmb.2010.06.057

48- Cai, W.-Q., Zeng, L.-S., Wang, L.-F., Wang, Y.-Y., Cheng, J.-T., Zhang, Y, Han, Z.-W., Zhou, Y., Huang, S.-L., Wang, X.-W., Peng, X.-C., Xiang, Y., Ma, Z., Cui, S.-Z., Xin, H.W. 2020. As últimas batalhas entre os anticorpos monoclonais EGFR e as células tumorais resistentes. Front Oncol. 10: 1249. https://doi.org/10.3389/fonc.2020.01249

49- Cao, H., e Xu, S.-Y. 2008. Purificação e caraterização do colagénio de tipo II da cartilagem esternal de pinto. Química dos Alimentos. Food Chemistry. 108(2): 439-445. https://doi.org/10.1016/j.foodchem.2007.09.022

50- Casali, T. G., Paiva, C. D. C., Rodrigues, M. N., Silva, C. E. S., Figueiredo, A. A. D., Bessa, J. D., Bastos, A. N., Castanon, M. C. M. N., e Netto, J. M. B. 2019. O estradiol tópico aumenta a espessura epidérmica e o colágeno dérmico do prepúcio antes da cirurgia de hipospadia - Estudo randomizado controlado duplo-cego. Jornal de Urologia Pediátrica. 15(4): 346-352. https://doi.org/10.1016/j.jpurol.2019.05.014

51- Chan, D., Cole, W. G., Rogers, J. G., Bateman, J. F. 1995. A montagem de multímeros de colagénio tipo X in $vitro$ é impedida por uma mutação de Gly^{618} para val no domínio α1(X) NC1, resultando em condrodisplasia metafisária de Schmid. Journal of Biological Chemistry. 270(9): 4558-4562. https://doi.org/10.1074/jbc.270.9.4558

52- Chandrasekaran, P., Kwok, B., Han, B., Adams, S. M., Wang, C., Chery, D. R., Mauck, R. L., Dyment, N. A., Lu, X. L., Frank, D. B., Koyama, E., Birk, D. E., e Han, L. 2021. O colágeno tipo V regula a estrutura e a biomecânica da cartilagem condilar da ATM: Um híbrido fibro-hialino. Matrix Biology. 102: 1-19. https://doi.org/10.1016/j.matbio.2021.07.002

53- Chanut-Delalande, H., Fichard, A., Bernocco, S., Garrone, R., Hulmes, D. J. S., Ruggiero, F. O controlo da formação de fibrilas heterotípicas pelo colagénio V é determinado pela estequiometria da cadeia. Journal of Biological Chemistry. 276(26): 24352-24359. https://doi.org/10.1074/jbc.M101182200

54- Charytan, D., MacDonald, B., Sugimoto, H., Pastan, S., Staton, G., Hennigar, R., Kalluri, R. 2005. Um caso invulgar de síndrome pulmonar-renal associado a defeitos na composição do colagénio tipo IV e autoanticorpos anti- membrana basal glomerular. American Journal of Kidney Diseases. 45(4): 743-748. https://doi.org/10.1053/j.ajkd.2004.12.022

55- Chavarry, N. G. M., Perrone, D., Farias, M. L. F., Santos, B. C. D., Domingos, A. C., Schanaider, A., e Feres-Filho, E. J. 2019. O alendronato melhora a densidade óssea e o acúmulo de colágeno tipo I, mas aumenta a quantidade de pentosidina no alvéolo dentário de cicatrização de coelhos ovariectomizados. Bone. 120: 9-19. https://doi.org/10.1016/j.bone.2018.09.022

56- Chen, Y., Satoh, T., Sasatomi, E., Miyazaki, K., Tokunaga, O. 2001. Critical role of type IV collagens in the growth of Bile duct carcinoma: *In vivo* and *in vitro* studies. Pathology-Research and Practice. 197(9), 585-596. https://doi.org/10.1078/0344-0338-00132

57- Chen, E. A., Li, Y.-S. 2019. Usando peptídeos sintéticos e colágeno recombinante para entender as interações DDR-colágeno. Pesquisa Celular. 1866(11): 118458. https://doi.org/10.1016/j.bbamcr.2019.03.005

58- Chen, Y., Kim, J., Yang, S., Wang, H., Wu, C.-J., Sugimoto, H., LeBleu, V. S. e Kalluri, R. 2021. Deleção de colágeno tipo I em αSMA[+] miofibroblastos aumentam a supressão imunológica e aceleram a progressão do câncer pancreático. Célula de Câncer. 39(4): 548-565. https://doi.org/10.1016/j.ccell.2021.02.007

59- Chen, S., Hong, Z., Wen, H., Hong, B., Lin, R., Chen, W., Xie, Q., Le, Q., Yi, R., e Wu, H. 2022. Características composicionais e estruturais do colagénio tipo I solúvel em pepsina das escamas do peixe tambor vermelho, *Sciaenops ocellatus*. Food Hydrocolloids. 123: 107111. https://doi.org/10.1016/j.foodhyd.2021.107111

60- Chen, Y., Yang, S., Tavormina, J., Tampe, D., Zeisberg, M., Wang, H., Mahadevan, K. K., Wu, C.-J., Sugimoto, H., Chang, C.-C., Jenq, R. R., McAndrews, K. M., Kalluri, R. 2022. Homotrimeros de colágeno I oncogênico de células cancr se ligam à integrina α3β1 e impactam o microbioma tumoral e a imunidade para promover o câncer pancreático. Cancer Cell. 40(8): 818-834. https://doi.org/10.1016/j.ccell.2022.06.011

61- Cheng, Y.-X., Xu, W.-B., Dong, W.-R., Zhang, Y.-M., Li, B.-W., Chen, D.-Y., Xiao, Y., Guo, X.-L., Shu, M.-A. 2022. Identificação e análise funcional do recetor do fator de crescimento epidérmico (EGFR) de *Scylla paramamosain*: A primeira evidência de dois genes EGFR em animais e o seu envolvimento na defesa imunitária contra a infeção por agentes patogénicos. Molecular Immunology. 151: 143-157. https://doi.org/10.1016/j.molimm.2022.08.004

62- Chi, N., Lozo, S., Rathnayake, R. A. C., Botros-Brey, S., Ma, Y., Damaser, M., e Wang, R. R. 2022. Distinctive structure, composition and biomchanics of collagen fibrils in vaginal wall connective tissues associated with pelvic organ prolapse (Estrutura distinta, composição e biomecânica das fibrilas de colagénio nos tecidos conjuntivos da parede vaginal associados ao prolapso dos órgãos pélvicos). Ata Biomaterialia. 152: 335-344. https://doi.org/10.1016/j.actbio.2022.08.059

63- Chiang, T. M., Seyer, J. M., Kang, A. H. 1993. Interação colagénio-plaquetas: Sítios receptores separados para o colagénio dos tipos I e III. Thrombosis Research. 71(6): 443-456. https://doi.org/10.1016/0049-3848(93)90118-8

64- Chintala, S. K., Sawaya, R., Gokaslan, Z. L., e Rao, J. S. 1996. O efeito do colagénio tipo III na migração e invasão de linhas celulares de glioblastoma humano *in vitro*. Cancer Letters. 102(1-2): 57-63. https://doi.org/10.1016/0304-3835(96)04163-8

65- Chiyao, M., Iwata, T., Webb, T. J., Vasko, M. R., Thompson, E. L., Heidler, K. M., Cummings, O. W., Yoshida, S., Fujisawa, T., Brand, D. D., Wilkes, D. S. 2008. O silenciamento dos receptores S1P1 regula a imunobiologia mediada por linfócitos reactivos de colagénio-V no pulmão transplantado. Asian Journal of Transplantation. 8(3): 537-546. https://doi.org/10.1111/j.1600-6143.2007.02116.x

66- Choi, J.-H., Lee, J.-H., Roh, K.-H., Seo, S.-K., Choi, I.-W., Park, S.-G., Lim, J.-G., Lee, W.-J., Kim, M.-H., Cho, K.-R., e Kim, Y.-J. 2014. O nitrato de gálio melhora a artrite induzida por colagénio tipo II em ratos. Imunofarmacologia Internacional. 20(1): 269-275. https://doi.org/10.1016/j.intimp.2014.03.005

67- Chung, H. J., Jensen, D. A., Gawron, K., Steplewski, A., Fertala, A. 2009. A substituição R992C (p.R1192C) no colagénio II altera a estrutura das moléculas mutantes e induz a resposta proteica desdobrada. Journal of Molecular Biology. 390(2): 306-318. https://doi.org/10.1016/j.jmb.2009.05.004

68- Cicek, M., Tumer, M. K., e Unsal, V. 2020. Um estudo dos músculos da mastigação: Alterações relacionadas com a idade na expressão do colagénio tipo I e da metaloproteinase-2 da matriz. Arquivos de Biologia Oral. 109: 104583. https://doi.org/10.1016/j.archoralbio.2019.104583

69- Claassen, H., Schluter, M., Schunke, M., e Kurz, B. 2006. Influência do 17β-estradiol e da insulina no colagénio de tipo II e na síntese de proteínas dos condrócitos articulares. Bone. 39(2): 310-317. https://doi.org/10.1016/j.bone.2006.02.067

70- Clark, A. G., Worni-Schudel, I. M., Korte, F. M., Foster, M. H. 2017. Um transgene de cadeia leve de Ig murina revela contribuições do gene IGKV3 para especificidades anti-colágeno tipos IV e II. Imunologia Molecular. 91: 49-56. https://doi.org/10.1016/j.molimm.2017.08.015

71- Clarke, C. J., Berg, T. J., Birch, J., Ennis, D., Mitchell, L., Cloix, C., Campbell, A., Sumpton, D., Nixon, C., Campbell, K., Bridgeman, V. L., Vermeulen, P. B., Foo, S., Kostaras, E., Jones, J. L., Haywood, L., Pulleine, E., Yin, H., e Norman, J. C. 2016. O inibidor metionina tRNA impulsiona a secreção de colágeno tipo II de fibroblastos estromais para promover o crescimento do tumor e a angiogênese. Biologia Atual. 26(6): 755-765. https://doi.org/10.1016/j.cub.2016.01.045

72- Cohen, A. J., Lakshmi, T. R., Niu, Z., Trindade, J., Billings, P. C., e Adams, S. L. 2002. A novel noncollagenous protin encoded by an alternative transcript of the chick type III collagen gene is expressed in cartilage, bone and muscle. Mechanisms of Development. 114(1-2): 177-180. https://doi.org/10.1016/S0925-4773(02)00053-9

73- Cohen, A. H. 2012. Glomerulopatias de colagénio tipo III. Avanços na doença renal crónica. 19(2): 101-106. https://doi.org/10.1053/j.ackd.2012.02.017

74- Conrozier, T., Ferrand, F., Poole, A. R., Verret, C., Mathieu, P., Ionescu, M., Vincent, F., Piperno, M., Spiegel, A., e Vignon, E. 2007. Diferenças nos biomarcadores de colagénio tipo II na osteoartrite atrófica e hipertrófica da anca: implicações para as diferentes patologias. Osteoarthritis and Cartilage. 15(4); 462-467. https://doi.org/10.1016/j.joca.2006.09.002

75- Creely, J. J., DiMari, S. J., Howe, A. M., Hyde, C. P., e Haralson, M. A. 1990. Effects of epidermal growth fator on collagen synthesis by an epithelioid cell line derived from normal rat kidney. Am J Pathol. 136(6): 1247-1257. https://doi.org/10.1165/ajrcmb/4.5.455

76- Cross, V. L., Zheng, Y., Choi, N. W., Verbridge, S. S., Sutermaster, B. A., Bonassar, L. J., Fischbach, C., e Stroock, A. D. 2010. Matrizes densas de colagénio de tipo I que suportam a remodelação celular e a microfabricação para estudos de angiogénese tumoral e vasculogénese *in vitro*. Biomaterials. 31(33): 8596-8607. https://doi.org/10.1016/j.biomaterials.2010.07.072

77- D⁄ hondt, S., Guillemyn, B., Syx, D., Symoens, S., Rycke, R. D., Vanhoutte, L., Toussaint, W., Lambrecht, B. N., Paepe, A. D., Keene, D. R., Ishikawa, Y., Bachinger, H. P., Janssens, S., Bertrand, M. J. M., e Malfait, F. 2018. O colágeno tipo III afeta a fibrilogênese do colágeno dérmico e vascular e a integridade do tecido em um modelo de camundongo transgênico *Col3a1* mutante. Biologia da Matriz. 70: 72-83. https://doi.org/10.1016/j.matbio.2018.03.008

78- Dabrowska-Gralak, M., Sadlo, J., Gluszewski, W., Lyczko, K., Przybytniak, G., e Lewandowska, H. 2022. O efeito combinado da humidade e da irradiação por feixe de electrões no colagénio tipo I - implicações para dispositivos à base de colagénio. Materialstoday Communications. 31: 103255. https://doi.org/10.1016/j.mtcomm.2022.103255

79- Decker, S., Taschauer, A., Geppl, E., Prihofer, V., Schauer, M., Poschl, S., Kopp, F., Richter, L., Ecker, G. F., Sami, H., Ogris, M. 2022. Conceção de lignad peptídica baseada na estrutura para uma melhor entrega de genes direccionados para o recetor do fator de crescimento epidérmico. European Journal of Pharmaceutics and Biopharmaceutics. 176: 211-221. https://doi.org/10.1016/j.ejpb.2022.05.004

80- Dedroog, L. M., Deschaume, O., Abrego, C. J. G., Koos, E., Coene, Y. D., Vananroye, A., Thielemans, W., Bartic, C., e Lettinga, M. P. 2022. Alinhamento do fluxo de cisalhamento controlado por tensão de sistemas de hidrogel de colagénio tipo I. Ata Biomaterialia. 150: 128-137. https://doi.org/10.1016/j.actbio.2022.07.008

81- Delacoux, F., Fichard, A., Geourjon, C., Garrone, R., Ruggiero, F. 1998. Características moleculares do local de ligação do colagénio V à heparina. Journal of Biological Chemistry. 273(24): 15069-15076. https://doi.org/10.10174/jbc.273.24.15069

82- Deming, L., Ziwei, L., Xueqiang, G., Cunshuan, X. 2015. Restauração da metilação CpG na região promotora de *Egf* durante a regeneração do fígado de ratos. Cell J. 17(3): 576-581. https://doi.org/10.22074/cellj.20155.20

83- Deshpande, A. S., Fang, P.-A., Simmer, J. P., Margolis, H. C., Beniash, E. 2010. As interacções amelogenina-colagénio regulam a mineralização do fosfato de cálcio *in vitro*. Journal of Biological Chemistry. 285(25): 19277-19287. https://doi.org/10.1074/jbc.M109.079939

84- Ding, Y., Tang, T., Feng, Y., Yuan, M., Li, H., e Yuan, M. 2022. Síntese e caraterização de hidrogel de rede semi-interpenetrante de olagénio-poliacrilamida de alta resiliência. Materialstoday Communications. 32: 103955. https://doi.org/10.1016/j.mtcomm.2022.103955

85- Donmez, G., Doral, M. N., Suljevic, S., Sargon, M. F., Bilgili, H., e Demirel, H. A. 2016. Efeitos da imobilização e da vibração de corpo inteiro no volume de negócios do colagénio tipo I do soro de rato. Ata Orthopaedica et Traumatologica Turcica. 50(4): 452-457. https://doi.org/10.1016/j.aott.2016.07.007

86- Douglas, T., Heinemann, S., Mietrach, C., Hempel, U., Bierbaum, S., Scharnweber, D., Worch, H. 2007. Interacções dos tipos de colagénio I e II com os sulfatos de condroitina A-C e o seu efeito na adesão dos osteoblastos. Biomacromolecules. 8(4): 1085-1092. https://doi.org/10.21/bm0609644

87- Dubey, K., e Kar, K. 2014. O colagénio de tipo I impede a agregação amiloide da lisozima de clara de ovo de galinha. Comunicações de investigação bioquímica e biofísica. 448(4): 48-484. https://doi.org/10.1016/j.bbrc.2014.04.135

88- Duner, P., Goncalves, I., Grufman, H., Edsfeldt, A., To, F., Nitulescu, M., Nilsson, J., Bengtsson, E. 2015. Aumento da modificação de aldeído do colágeno tipo IV em placas sintomáticas - uma possível causa de disfunção endotelial. Atherosclerosis. 240(1), 26-32. https://doi.org/10.1016/j.atherosclerosis.2015.02.043

89- Durga, R., Jimenez, N., Ramanathan, S., Suraneni, P., e Pestle, W. J. 2022. Utilização da análise termogravimétrica para estimar os teores de colagénio e hidroxiapatite em ossos arqueológicos. Journal of Archaeological Science. 145: 105644. https://doi.org/10.1016/j.jas.2022.105644

90- Engl, T., Boost, K. A., Leckel, K., Beecken, W.-D., Jonas, D., Oppermann, E., Auth, M. K. H., Schaudt, A., Bechstein, W.-O., e Blaheta, R. A. 2004. A fosforilação do recetor do fator de crescimento dos hepatócitos e do recetor do fator de crescimento epidérmico dos hepatócitos humanos pode ser mantida num sistema de cultura em sanduíche de colagénio (3D). Toxicologia in Vitro. 18(4): 527-532. https://doi.org/10.1016/j.tiv.2004.01.010

91- Engstrom, A., Gillesberg, F. S., Jensen, A.-C. B., Karsdal, M. A., e Thudium, C. S. 2022. A compressão dinâmica inibe a degradação do colagénio tipo II mediada por citocinas. Osteoartrite e Cartilagem Aberta. 4(4): 100292. https://doi.org/10.1016/j.ocarto.2022.100292

92- Eriksen, H. A., Pajala, A., Leppilahti, J., e Risteli, J. 2002. Aumento do conteúdo de colagénio tipo III no local de rutura do tendão de Acilles humano. Journal of

Orthopaedic Research. 20(6): 1352-1357. https://doi.org/10.1016/S0736-0266(02)00064-5

93- Fabis, J., Szemraj, J., Strek, M., Fabis, A., Dutkiewicz, Z., e Zwierzchowski, T. J. 2014. A ressecção da borda do tendão é necessária para melhorar o processo de cicatrização? Uma avaliação da expressão de colagénio tipo I, IL-1β, IFN-γ, IL-4 e IL-13 no 1 cm distal de um tendão supraespinal rasgado: parte II. Jornal de Cirurgia do Ombro e Cotovelo. 23(12): 1779-1785. https://doi.org/10.1016/j.jse.2014.08.023

94- Ferraro, V., Gaillard-Martinie, B., Sayd, T., Chambon, C., Anton, M., e Sante-Lhoutellier, V. 2017. Colagénio tipo I do osso bovino. Efeito da idade do animal, anatomia óssea e metodologia de secagem no rendimento da extração, automontagem, comportamento térmico e potencial eletrocinético. Jornal Internacional de Macromoléculas Biológicas. 97: 55-66. https://doi.org/10.1016/j.ijbiomac.2016.12.068

95- Fertala, J., Arita, M., Steplewski, A., Arnold, W. V., e Fertala, A. 2018. A arquitetura da placa de crescimento epifisário não é afetada pela ativação pós-natal precoce da expressão do mutante de colágeno II R992C. Bone. 112: 42-50. https://doi.org/10.1016/j.bone.2018.04.008

96- Franke, K., Sapudom, J., Kalbitzer, L., Anderegg, U., e Pompe, T. 2014. Compósitos topologicamente definidos de colagénio dos tipos I e V como suportes de cultura de células in vitro. Ata Biomaterialia. 10(6): 2693-2702. https://doi.org/10.1016/j.actbio.2014.02.036

97- Fujii, K., e Imamura, S. 1993. O aumento induzido pelo fator de crescimento epidérmico (EGF) da migração de células de carcinoma escamoso humano no colágeno tipo I envolve a regulação positiva seletiva de $\alpha_2\ \beta_1$ expressão de integrina. Jornal de Ciências Dermatológicas. 6(1): 35. https://doi.org/10.1016/0923-1811(93)90922-c

98- Fujii, K., Dousaka-Nakajima, N., e Imamura, S. 1995. O aumento do fator de crescimento epidérmico da adesão e migração de células de carcinoma escamoso cutâneo humano HSC-1 no colágeno tipo I envolve a regulação positiva seletiva de $\alpha_2\ \beta_1$ expressão de integrain. Experimental Cell Research. 216(1): 261-272. https://doi.org/10.1006/excr.1995.1032

99- Fung, A., Sun, M., Soslowsky, L. J., e Birk, D. E. 2022. A deleção condicional direcionada do colágeno XII altera a função do tendão. Matrix Biology Plus. 16: 100123. https://doi.org/10.1016/j.mbplus.2022.100123

100- Furuto, D. K., Gay, R. E., Stewart, T. E., Miller, E. J., e Gay, S. 1991. Immunolocalization of types V and XI collagen in cartilage using monoclonal antibodies. Matrix. 11(2): 144-149. https://doi.org/10.1016/S0934-8832(11)80218-0

101- Gajbhiye, S., e Wairkar, S. 2022. Sistemas de entrega fabricados em colagénio para a cicatrização de feridas: A new roadmap. Biomaterials Advances. 142: 213152. https://doi.org/10.1016/j.bioadv.2022.213152

102- Gallorini, M., Carradori, S. 2021. Compreender as interações de colágeno e sua regulação direcionada por novos medicamentos. Opinião de especialistas em descoberta de medicamentos. 16(11): 1239-1260. https://doi.org/10.1080/1746041.2021.1933426

103- Gao, Y., Ma, K., Kang, Y., Liu, W., Liu, X., Long, X., Hayashi, T., Hattori, S., Mizuno, K., Fujisaki, H., e Ikejima, T. 2022. O colagénio tipo I reduz a acumulação de lípidos durante a adipogénese de pré-adipócitos 3T3-L1 através do eixo YAP-mTOR-autofagia. Biochimica et Biophysica Ata (BBA)-Biologia Molecular e Celular dos Lípidos. 1867(9): 159181. https://doi.org/10.1016/j.bbalip.2022.159181

104- Gaweon, K., Jensen, D. A., Steplewski, A., Fertala, A. 2010. Redução dos efeitos da acumulação intracelular de mutantes de colagénio II termolábeis através do aumento da sua termoestabilidade em condições de cultura celular. Comunicações de Investigação Bioquímica e Biofísica. 396(2): 213-218. https://doi.org/10.1016/j.bbrc.2010.04.056

105- Gelse, K., Poschl, E., Aigner, T. 2003. Colagénios - estrutura, função e biossíntese. Advanced Drug Delivery Reviews. 55: 1531-1546. https://doi.org/10.1016/j.addr.2003.08.002

106- Georgiev, G. P., Kotov, G., Iliev, A., Slavchev, S., Ovtscharoff, W., e Landzhov, B. 2019. Um estudo comparativo do epiligamento da colateral média e do ligamento cruzado anterior no joelho humano. Análise imunohistoquímica do colagénio tipo I e V e do procolagénio tipo III. Annals of Anatomy-Anatomischer Anzeiger. 224: 88-96. https://doi.org/10.1016/j.aanat.2019.04.002

107- Gillesberg, F., Engstrom, A., Groen, S. S., Bay-Jensen, A.-C., e Thudium, C. S. 2021. A carga compressiva modula o efeito do processamento de colágeno tipo II do fator de crescimento semelhante à insulina-1 em explantes de cartilagem bovina. Osteoartrite e Cartilagem. 29(1): S146-S147. https://doi.org/10.1016/j.joca.2021.02.208

108- Gonzalez, L., Diaz, M. E., Miquet, J. G., Sotelo, A. I., Dominici, F. P. 2021. Modulação do hormônio do crescimento da sinalização do recetor do fator de crescimento epidérmico hepático. Tendências em Endocrinologia e Metabolismo. 32(6): 403-414. https://doi.org/10.1016/j.tem.2021.03.004

109- Grande, J. P., Melder, D. C., e Zinsmeister, A. R. 1997. Modulação da expressão do gene do colagénio por citocinas: Efeito estimulador do fator de crescimento transformador-β1, com efeito divergente do fator de crescimento epidérmico e do fator de necrose tumoral-α no tipo I e colágeno tipo IV. Jornal de Laboratório e Medicina Clínica. 130(5); 476-486. https://doi.org/10.1016/S0022-2143(97)90124-4

110- Greene, C. A., Green, C. R., Dickinson, M. E., Johnson, V., e Sherwin, T. 2016. Os queratócitos são induzidos a produzir colagénio tipo II: Uma nova estratégia para a regeneração da matriz da córnea in vivo. Experimenal Cell Research. 347(1): 241-249. https://doi.org/10.1016/j.yexcr.2016.08.010

111- Groen, S. S., Sinkeviciute, D., Bay-Jensen, A.-C., Thudium, C. S., Karsdal, M. A., Thomsen, S. F., Lindemann, S., Werkmann, D., Blair, J., Staunstrup, L. M., Onnerfjord P., Arendt-Nielsen, L., e Nielsen, S. H. 2021. Um biomarcador sorológico de neoepítopo de colágeno tipo II reflete a degradação da cartilagem em pacientes com osteoartrite. Osteoartrite e Cartilagem Aberta. 3(4): 100207. https://doi.org/10.1016/j.ocarto.2021.100207

112- Groen, S. S., Sinkeviciute, D., Thudium, C. S., Onnerfjord, P., Karsdal, M., Bay-Jensen, A. C., e Holm Nielsen, S. 2021. Um novo biomarcador farmacodinâmico sorológico que avalia a degradação do colágeno tipo II em pacientes com osteoartrite. Osteoarthritis and Cartilage. 29(1): S91. https://doi.org/10.1016/j.joca.2021.02.124

113- Gu, C., Zhang, Y., Chen, D., Liu, H., e Mi, K. 2021. O estresse do retículo endoplasmático induzido por tunicamicina inibe a quimiorresistência das células de carcinoma hipofaríngeo FaDu em culturas de colágeno I 3D e in vivo. Experimental Cell Research. 405(2): 112725. https://doi.org/10.1016/j.yexcr.2021.112725

114- Guilbert, M., Said, G., Happillon, T., Untereiner, V., Garnotel, R., Jeannesson, P., e Sockalingum, G. D. 2013. Sondagem da glicação não enzimática do colagénio de tipo I: Uma nova abordagem utilizando métodos biofotónicos Raman e infravermelhos. Biochimica et Biophysica Ata (BBA) - Assuntos Gerais. 1830(6): 3525-3531. https://doi.org/10.1016/j.bbagen.2013.01.016

115- Guillaume, E., Zacharopoulou, M., Reynolds, B., Aresu, L., Lobjois, L., Bleuart, C., Bourges-Abella, N., Delverdier, M., Lucas, M.-N., Lavoue, R., e Gaide, N. 2021. Valor adicional da microscopia de geração de segundo harmônico no diagnóstico de glomerulopatia de colágeno felino tipo III. Journal of Comparative Pathology. 188: 37-43. https://doi.org/10.1016/j.jcpa.2021.08.005

116- Gulick, L. V., Saby, C., Jaisson, S., Okwieka, A., Gillery, P., Dervin, E., Morjani, H., e Beljebbar, A. 2022. Uma abordagem integrada para investigar as modificações relacionadas com a idade das propriedades morfológicas, mecânicas e estruturais do colagénio de tipo I. Ata Biomaterialia. 137: 64-78. https://doi.org/10.1016/j.actbio.2021.10.020

117- Guo, H., Liu, X., Tian, M., Liu, G., Yuan, Y., Ye, X., Zhang, H., Xiao, L., Wang, S., Hong, Y., Sun, K., Lin, F., e Wen, X. 2022. Efeitos dos cofactores de colagénio da dieta e da hidroxiprolina no desempenho de crescimento, propriedades texturais e deposição de colagénio na bexiga natatória de *Nibea* coibor com base na análise de matriz ortogonal. Aquaculture Reports. 27: 101375. https://doi.org/10.1016/j.aqrep.2022.101375

118- Guszcz, T., Sankiewicz, A., e Gorodkiewicz, E. 2023. Aplicação de biossensores de imagem por ressonância plasmónica de superfície para a determinação de fibronectina, laminina-5 e colagénio de tipo IV no soro de doentes com cancro da bexiga em fase de transição. Journal of the Pharmaceutical and Biomedical Analysis. 222: 115103. https://doi.org/10.1016/j.jpba.2022.115103

119- Gwiazda, M., Kaushik, A., Chlanda, A., Kijenska-Gawronska, E., Jagiello, J., Kowiorski, K., Lipinska, L., Swieszkowski, W., e Bhardwaj, S. K. 2022. Um imunossensor flexível baseado no rGO eletroquimicamente com Au SAM usando meio anticorpo para deteção de colágeno tipo I. Applied Surface Science Advances. 9: 100258. https://doi.org/10.1016/j.apsadv.2022.100258

120- Hao, H. Q., Zhang, J. F., He, Q. Q., e Wang, Z. 2019. Proteína da matriz oligomérica da cartilagem, telopeptídeo de ligação cruzada C-terminal do colágeno tipo II e metaloproteinase-3 da matriz como biomarcadores para o diagnóstico de osteoartrite do joelho e quadril (OA): uma revisão sistemática e meta-análise. Osteoarthritis and Cartilage. 27(5): 726-736. https://doi.org/10.1016/j.joca.2018.10.009

121- Hassani, A., Khoshfetrat, A. B., Rahbarghazi, R., Sakai, S. 2022. As interacções de colagénio e nano-hidroxiapatite em microcápsulas à base de alginato proporcionam um microambiente osteogénico adequado para a formação de tecido ósseo modular. Carbohydrate Polymers. 277: 118807. https://doi.org/10.1016/j.carbpol.2021.118807

122- Hauta-Alus, H., Valkama, S., Holmlund-Suila, E., Enlund-Cerullo, M., Rosendahl, J., Andersson, S., e Makitie, O. 2022. Biomarcador de colagénio X, crescimento linear e desenvolvimento ósseo num estudo de intervenção de vitamina D em bebés. Bone Reports. 16: 101311. https://doi.org/10.1016/j.bonr.2022.101311

123- Haverkamp, R. G., Sizeland, K. H., Wells, H. C., e Kamma-Lorger, C. 2022. Desidratação do colagénio. International Journal of Biological Macromolecules. 216: 140-147. https://doi.org/10.1016/j.ijbiomac.2022.06.180

124- He, Y., Manon-Jensen, T., Arendt-Nielsen, L., Petersen, K. K., Christiansen, T., Samuels, J., Abramson, S., Karsdal, M. A., Attur, M., e Bay-Jensen, A. C. 2019. Valor diagnóstico potencial de um biomarcador de neo-epítopo de colagem do tipo X para osteoartrite do joelho. Osteoartrite e Cartilagem. 27(4): 611-620. https://doi.org/10.1016/j.joca.2019.01.001

125- He, Y., Karsdal, M., e Bay-Jensen, A. 2021. O fragmento NC1 do colágeno tipo X medido no soro como um potencial biomarcador de osteoartrite. Osteoarthritis and Cartilage. 29(1): S152-S153. https://doi.org/10.1016/j.joca.2021.02.214

126- Heidari, M. G., e Rezaei, M. 2022. Pepsina extraída de resíduos de truta e método promovido por ultra-sons para a recuperação ecológica de colagénio de peixe. Química e Farmácia Sustentáveis. 30: 100854. https://doi.org/10.1016/j.scp.2022.100854

127- Heo, Y., Shin, Y. M., Lee, Y. B., Lim, Y. M., Shin, H. 2015. Efeito do colagénio imobilizado tipo IV nas propriedades biológicas das células endoteliais para a endotelização melhorada de materiais de enxerto vascular sintético. Colóides e Superfícies B: Biointerfaces. 134, 196-203. https://doi.org/10.1016/j.colsurfb.2015.07.003

128- Hoolwerff, M. V., Ruiz, R., Suchiman, E., Bouma, M. J., Freund, C. M., Mummery, C. L., e Meulenbelt, R. I. 2021. A mutação de alto impacto *FN1* afeta a integridade da cartilagem por meio da ligação aberrante ao colágeno tipo II. Osteoartrite e Cartilagem. 29(1): S405-S406.https://doi.org/10.1016/j.joca.2021.02.525

129- Hosseininia, S., Weis, M. A., Rai, J., Kim, L., Funk, S., Dahlberg, L. R., e Eyre, D. R. 2016. Evidência de deposição aumentada de colagénio tipo III focalmente na matriz territorial da cartilagem articular da anca osteoartrítica. Osteoartrite e Cartilagem. 24(6): 1029-1035. https://doi.org/10.1016/j.joca.2016.01.001

130- Hsu, H.-H., Murasawa, Y., Qi. P., Nishimura, Y., e Wang, P.-C. 2013. Fibrilas de colagénio do tipo V em metanefroi de rato. Biochemical and Biophysical Research Communications. 441(3): 649-654. https://doi.org/10.1016/j.bbrc.2013.10.097

131- Hua, C., Zhu, Y., Xu, W., Ye, S., Zhang, R., Lu, L. e Jiang, S. 2019. Caracterização por análise de estrutura cristalina de alta resolução de uma região de tripla hélice de colágeno humano tipo III com potente atividade de adesão celular. Comunicações de pesquisa bioquímica e biofísica. 508(4): 1018-1023. https://doi.org/10.1016/j.bbrc.2018.12.018

132- Huang, C.-J., Chien, Y.-L., Ling, T.-Y., Cho, H.-C., Yu, J., Chang, Y.-C. 2010. A influência da nanoestrutura da película de colagénio nas células estaminais pulmonares e nas interacções colagénio-células estromais. Biomaterials. 31(32): 8271-8280. https://doi.org/10.1016/j.biomaterials.2010.07.038

133- Huang, Y., Deng, H., Zhang, J., Sun, H., Li, W., Li, C., Zhang, Y., e Sun, D. 2021. Um imunosensor fotoeletroquímico baseado em ReS_2 nanofolhas para determinação de colágeno III relacionado ao aneurisma da aorta abdominal. Microchemical Journal. 168: 106363. https://doi.org/10.1016/j.microc.2021.106363

134- Huang, X., Zhang, Y., Zheng, X., Yu, G., Dan, N., Dan, W., Li, Z., Chen, Y., e Liu, X. 2022. Origem da natureza crítica e aumento da estabilidade em biomateriais à base de matriz de colagénio: Tecnologias de modificação abrangentes. Jornal Internacional de Macromoléculas Biológicas. 216: 741-756. https://doi.org/10.1016/j.ijbiomac.2022.07.199

135- Ijima, H., Ogata, R., Murasawa, Y., e Wang, P.-C. 2010. A atividade de produção de albumina de hepatócitos primários de rato é melhorada com colagénio de tipo V. Journal of Bioscience and Bioengineering. 109(2): 179-181. https://doi.org/10.1016/j.jbiosc.2009.07.017

136- Ito, A., Yamamoto, M., Ikeda, K., Sato, M, Kawabe, Y., Kamihira, M. 2015. Efeitos do colagénio tipo IV nas características miogénicas dos mioblastos geneticamente modificados com IGF-I. Journal of Bioscience and Bioengineering. 119(5), 596-603. https://doi.org/10.1016/j.jbiosc.2014.10.008

137- Ito, Y., Iwashita, J., Murata, J. 2019. O colagénio tipo IV reduz a secreção de mucina 5AC em culturas tridimensionais de células epiteliais primárias das vias respiratórias humanas. Relatórios de Bioquímica e Biofísica. 20, 100707. https://doi.org/10.1016/j.bbrep.2019.100707

138- Iwahashi, M., Muragaki, Y., Ooshima, A., e Umesaki, N. 2007. Aumento da expressão de colagénio tipo III e V em corpos lúteos humanos no início da gravidez. Fertility and Sterility. 87(1): 178-181. https://doi.org/10.1016/j.fertnstert.2006.06.022

139- Iwahashi, M., e Muragaki, Y. 2011. Aumento da expressão de colagénio tipo I e V nos leiomiomas uterinos durante o ciclo menstrual. Fertility and Sterility (Fertilidade e Esterilidade). 95(6): 2137-2139. https://doi.org/10.1016/j.fertnstert.2010.12.028

140- Jakopin, E., Bevc, S., Ekart, R., e Hojs, R. 2020. Nefropatia do colagénio tipo III como uma doença sistémica? - Um relato de caso. Nefrologia. 40(1): 106-108. https://doi.org/10.1016/j.nefro.2019.04.008

141- Jaleel, G. A. A., Saleh, D. O., Al-Awdan, S. W., Hassan, A., e Asaad, G. F. 2020. Impacto do colagénio tipo III na osteoartrite induzida por iodoacetato monossódico em ratos. Heliyon. 6(6): e04083. https://doi.org/10.1016/j.heliyon.2020.e04083

142- Jayaswamy, P. K., Vijaykrishnaraj, M., Patil, P., Alexander, L. M., Kellarai, A., Shetty, P. 2023. Implicative role of epidermal growth fator recetor and its associated signaling partners in the pathogenesis of Alzheimer' s disease. Ageing Research Reviews. 83: 101791. https://doi.org/10.1016/j.arr.2022.101791

143- Jeevithan, E., Jingyi, Z., Wang, N., He, L., Bao, B., e Wu, W. 2015. Propriedades físico-químicas, antioxidantes e de absorção intestinal do colagénio tipo II do tubarão-baleia com base na sua solubilidade com ácido e pepsina. Bioquímica de Processos. 50(3): 463-472. https://doi.org/10.1016/j.procbio.2014.11.015

144- Ji, X. L., Li, H. M., e Li, L. X. 2019. Uma relação constitutiva para o tecido composto por fibras de colagénio tipo I sob tensão uniaxial. Jornal do Comportamento Mecânico de Materiais Biomédicos. 97: 222-228. https://doi.org/10.1016/j.jmbbm.2019.05.029

145- Jimi, S., Saku, K., Uesugi, N., Sakata, N., Takebayashi, S. 1995. A lipoproteína de baixa densidade oxidada estimula a produção de colagénio em células musculares lisas arteriais em cultura. Atherosclerosis. 116(1); 15-26. https://doi.org/10.1016/0021-9150)95)05515-X

146- Kalluri, R. 2003. Basement membranes: structure, assembly and role in tumour aniogenesis. Nat Rev Cancer. 3: 422-433. https://doi.org/10.1038/nrc1094

147- Kambic, H. E., e McDevitt, C. A. 2005. Organização espacial do colagénio dos tipos I e II no menisco canino. Journal of Orthopaedic Research. 23(1): 142-149. https://doi.org/10.1016/j.orthres.2004.06.016

148- Kandamchira, A., Kanungo, I., Fathima, N. N. 2012. Comportamento dielétrico e estabilidade conformacional do colagénio na interação com o ADN. Jornal Internacional de Macromoléculas Biológicas. 51(4): 635-639. https://doi.org/10.1016/j.ijbiomac.2012.06.039

149- Katavetin, P., Karavetin, P., Susantitaphong, P., Townamchai, N., Tiranathanagul, K., Tungsanga, K., Eiam-Ong, S. 2010. A excreção urinária de colagénio tipo IV prevê o declínio subsequente da função renal em doentes diabéticos de tipo 2 com proteinúria. Diabetes Research and Clinical Practice. 89(2): e33-e35. https://doi.org/10.1016/j.diabres.2010.05.007

150- Katsuyama, Y., Yamawaki, Y., Sato, Y., Muraoka, S., Yoshida, M., Okano, Y., e Masaki, H. 2022. A diminuição da função mitocondrial em fibroblastos dérmicos irradiados com UVA causa a formação insuficiente de fibras de colagénio tipo I e fibrilina-1. Journal of Dermatological Science. https://doi.org/10.1016/j.jdermsci.2022.10.002

151- Kerkvliet, E. H. M., Jansen, I. C., Schoenmaker, T., Beertsen, W., e Everts, V. 2003. O colagénio tipo I, III e V modula de forma diferente a síntese e a ativação de metaloproteinases da matriz por culturas de fibroblastos periosteais de coelho. Matrix Biology. 22(3): 217-227. https://doi.org/10.1016/S0945-053X(03)00035-0

152- Kikuchi, H., Nasu, Satoh, M., Kotozaki, Y., Tanno, K., Asahi, K., Ohmomo, H., Kobayashi, T., Taguchi, S., Morino, Y., Shimizu, A., Sobue, K., e Sasaki, M. 2022. Associação entre o propeptídeo N-terminal do colagénio tipo I total e a pontuação de risco de doença arterial coronária na população japonesa em geral. IJC Heart and Vasculature. 41: 101056. https://doi.org/10.1016/j.ijcha.2022.101056

153- Kilic, A., Sonar, S. S., Yildirim, A. O., Fehrenbach, H., Nockher, W. A., e Renz, H. 2011. O fator de crescimento do nervo induz a produção de colagénio tipo III na inflamação alérgica crónica das vias respiratórias. Journal of Allergy and Clinical Immunology. 128(5): 1058-1066. https://doi.org/10.1016/j.jaci.2011.06.017

154- Kim, H. J., Song, S. B., Choi, J. M., Kim, K. M., Cho, B. K., Cho, D. H., Park, H. J. 2010. A IL-18 regula negativamente a produção de colagénio em fibroblastos dérmicos humanos através da via ERK. Journal of Investigative Dermatology. 130(3): 706-715. https://doi.org/10.1038/jid.2009.302

155- Kim, D., Kim, S. Y., Mun, S. K., Rhee, S., e Kim, B. J. 2015. O fator de crescimento epidérmico melhora a migração e a contratilidade de fibroblastos envelhecidos cultivados em matrizes de colágeno 3D. Revista Internacional de Medicina Molecular. 35(4): 1017-1025. https://doi.org/10.3892/ijmm.2015.2088

156- Kirsch, T., e Mark, K. V. D. 1991. Ca^{2+} propriedades de ligação do colagénio tipo X. FEBS Letters. 294(1-2): 149-152. https://doi.org/10.1016/0014-5793(91)81363-D

157- Kisling, A., Lust, R. M., Katwa, L. C. 2019. Qual é o papel dos fragmentos peptídicos do colágeno I e IV na saúde e na doença? Ciências da Vida. 228: 30-34. https://doi.org/10.1016/j.lfs.2019.04.042

158- Kisling, A., Katwa, L. C. 2019. Os peptídeos pró-remodelação modulam a atividade promotora do colágeno α1 (I) em miofibroblastos cardíacos de ratos. Comunicações de pesquisa bioquímica e biofísica. 515(4): 693-698. https://doi.org/10.1016/j.bbrc.2019.06.025

159- Kitamura, A., Ishii, K., Okafuji, K., Kojima, F., Bando, T. 2022. O teste de mutação do recetor do fator de crescimento epidérmico (EGFR) é útil para o diagnóstico primário do cancro do pulmão e para uma ressecção cirúrgica adequada: Uma série de casos. Respiratory Investigation. 60(1): 171-175. https://doi.org/10.1016/j.resinv.2021.08.008

160- Kobayashi, T., Uchiyama, M. 2003. Caracterização da montagem de cadeias de colagénio tipo IV recombinante α3, α4, α5 em estirpes de células transfectadas. Kidney International. 64(6), 1986-1996. https://doi.org/10.1046/j.1523-1755.2003.00323.x

161- Kobayashi, T., Kakihara, T., Uchiyama, M. 2008. Análise mutacional da cadeia α5 do colagénio tipo IV, no que diz respeito à formação de heterotrímeros. Biochemical and Biophysical Research Communications. 366(1): 60-65. https://doi.org/10.1016/j.bbrc2007.12.037

162- Kolpakova-Hart, E., Nicolae, C., Zhou, J., e Olsen, B. R. 2008. A recombinase *Col2-Cre* é co-expressa com colagénio endógeno de tipo II no epitélio renal embrionário e conduz ao desenvolvimento de doença renal policística após a inativação de genes ciliares. Matrix Biology. 27(6): 505-512. https://doi.org/10.1016/j.matbio.2008.05.002

163- Koruth, S., e Chetty, Y. V. N. 2017. Hérnias - É um defeito primário ou um distúrbio sistêmico? Papel do colágeno III em todas as hérnias - Um estudo de controle de caso. Anais de Medicina e Cirurgia. 19: 37-40. https://doi.org/10.1016/j.amsu.2017.05.012

164- Kuivaniemi, H., e Tromp, G. 2019. Colagénio tipo III (COL3A1): Estrutura de genes e proteínas, distribuição de tecidos e doenças associadas. Gene. 707: 151-171. https://doi.org/10.1016/j.gene.2019.05.003

165- Kurata, S.-I., e Hata, R.-I. 1991. O fator de crescimento epidérmico inibe a transcrição de genes de colagénio de tipo I e a produção de colagénio de tipo I em fibroblastos de pele humana em cultura na presença e ausência de L-Ascorbic Acid 2-Phosphate, um derivado de vitamina C de ação prolongada. The Journal of Biological Chemistry. 266(15): 9997-10003. https://doi.org/10.1016/s0021-9258(18)92918-2

166- Kusunoki, T., Nishida, S., Kimoto-Kinoshita, S., Murata, K., Satou, T., Tomura, T. 2000. Colagenase do tipo IV e imunomarcação do colagénio do tipo IV em tumores da tiroide humana. Auris Nasus Larynx. 27(2), 161-165. https://doi.org/10.1016/S0385-8146(99)00070-X

167- Kuzan, A., Chwilkowska, A., Pezowicz, C., Witkiewicz, W., Gamian, A., Maksymowicz, K., e Kobielarz, M. 2017. O conteúdo de colágeno tipo II nas artérias humanas está correlacionado com o estágio da aterosclerose e focos de calcificação. Patologia Cardiovascular. 28: 21-27. https://doi.org/10.1016/j.carpath.2017.02.003

168- Lai-Kwon, J., Tiu, C., Pal, A., Khurana, S., Minchom, A. 2021. Indo além da resistência ao recetor do fator de crescimento epidérmico no câncer de pulmão metastático de células não pequenas - uma perspetiva de desenvolvimento de medicamentos. Revisões Críticas em Oncologia/Hematologia. 159: 103225. https://doi.org/10.1016/j.critrevonc.2021.103225

169- Lambert, C., Borderie, D., Dubuc, J.-E., Rannou, F., e Henrotin, Y.2019. O peptídeo de colágeno tipo II Coll2-1 é um ator da sinovite. Osteoartrite e Cartilagem. 27(11): 1680-1691. https://doi.org/10.1016/j.joca.2019.07.009

170- Lane, B. A., Harmon, K. A., Goodwin, R. L., Yost, M. J., Shazly, T., e Eberth, J. F. 2018. Modelagem constitutiva de hidrogéis de colágeno tipo I compressíveis. Engenharia Médica e Física. 53: 39-48. https://doi.org/10.1016/j.medengphy.2018.01.003

171- Ledeganck, K. J., Brinker, M. D., Peeters, E., Verschueren, A., De Winter, B. Y., France, A., Dotremont, H., Trouet, D. 2021. A próxima geração: O fator de crescimento epidérmico urinário está associado a um declínio precoce da função renal em crianças e adolescentes com diabetes mellitus tipo I. Pesquisa e Prática Clínica em Diabetes. 178: 108945. https://doi.org/10.1016/j.diabres.2021.108945

172- Lee, J., Jung, E., Yu, H., Kim, Y., Ha, J., Kim, Y. S., e Park, D. 2008. Mechanisms of carvacrol-induced expression of type I collagen gene. Journal of Dermatological Science. 52(3): 160-169. https://doi.org/10.1016/j.jdermsci.2008.06.007

173- Lee, M. J., Agrahari, G., Kim, H.-Y., An, E.-J., Chun, K.-H., Kang, H., Kim, Y.-S., Bang, C. W., Tak, L.-J., Kim, T.-Y. 2021. A superóxido dismutase extracelular previne o envelhecimento da pele, promovendo a produção de colagénio através da ativação das cascatas AMPK e Nrf2?HO-1. Journal of Investigative Dermatology. 141(10): 2344-2353. https://doi.org/10.1016/j.jid.2021.02.757

174- Lei, G.-S., Kline, H. L., Lee, C.-H., Wilkes, D. S., Zhang, C. 2016. Regulação da expressão de colágeno V e transição epitelial-mesenquimal por miR-185 e miR-186 durante a fibrose pulmonar idiopática. O Jornal Americano de Patologia. 186(9): 2310-2316. https://doi.org/10.1016/j.ajpath.2016.04.015

175- Leiphart, R. J., Weiss, S. N., DiStefano, M. S., Mavridis, A. A., Adams, S. A., Dymernt, N. A., e Soslowsky, L. J. 2022. A deficiência de colágeno V durante a cicatrização do tendão murino resulta em resultados de cicatrização distintos com base na gravidade do knockdown. Journal of Biomechanics. 144: 111315. https://doi.org/10.1016/j.jbiomech.2022.111315

176- Leitinger, B., e Kwan, A. P. L. 2006. O recetor do domínio da discoidina DDR2 é um recetor para o colagénio do tipo X. Matrix Biology. 25(6): 355-364. https://doi.org/10.1016/j.matbio.2006.05.006

177- Leytin, V. L., Misselwitz, F., Avdenin, P. V., Podrez, E. A., Domogatsky, S. P., e Tkachuk, V. A. 1989. O éster de forbol estimula a disseminação de plaquetas e a formação de agregados semelhantes a trombos na superfície do colagénio tipo V imobilizado. Thrombosis Research. 55(3): 309-318. https://doi.org/10.1016/0049-3848(89)90063-7

178- Li, J., Zhang, K., Chen, H., Liu, T., Yang, P., Zhao, Y., Huang, N. 2014. Um novo revestimento de colágeno tipo IV e ácido hialurônico em material de stent-titânio para promover o fenótipo contrátil de células musculares lisas. Ciência e Engenharia de Materiais C. 38: 235-243. https://doi.org/10.1016/j.msec.2014.02.008

179- Li, W., Chi, N., Rathnayake, R. A. C., e Wang, R. 2021. Papéis distintos do colágeno fibrilar I e do colágeno III na mediação da interação fibroblastos-matriz: Um estudo nanoscópico. Biochemical and Biophysical Research Communications. 560: 66-71. https://doi.org/10.1016/j.bbrc.2021.04.088

180- Li, W., Kobayashi, T., Meng, D.-W., Miyamoto, N., Tsutsumi, N., Ura, K., e Takagi, Y. 2021. Atividade de eliminação de radicais livres de peptídeos de colágeno tipo II e oligossacarídeos de sulfato de condroitina de subprodutos do processamento de raia mosqueada. Food Bioscience. 41: 100991. https://doi.org/10.1016/j.fbio.2021.100991

181- Lida, M., Yamamoto, M., Ishiguro, Y. S., Yamazaki, M., Ueda, N., Honjo, H., Kamiya, K. 2014. O colágeno urinário tipo IV está relacionado à função diastólica do ventrículo esquerdo e ao peptídeo natriurético cerebral em pacientes hipertensos com pré-diabetes. Journal of Diabetes and its Complications. 28(6), 824-830. https://doi.org/10.1016/j.jdiacomp.2014.08.005

182- Lim, H.-S., Lee, S. H., Seo, H., Lee, H.-H., Yoon, K., Kim, Y.-U., Park, M.-K., Chung, J. H., Lee, Y.-S., Lee, D. H., e Park, G. 2022. Os danos causados pela irradiação ultravioleta no colagénio da pele na fase inicial podem ser suprimidos pelo controlo do eixo HPA através do CYP11B controlado. Biomedicina e Farmacoterapia. 155: 113716. https://doi.org/10.1016/j.biopha.2022.113716

183- Lin, P.-S., Chang, H.-H., Yeh, C.-Y., Chang, M.-C., Chan, C.-P., Kuo, H.-Y., Liu, H.-C., Liao, W.-C., Jeng, P.-Y., Yeung, S.-Y., Jeng, J.-H. 2017. O fator de crescimento transformador beta 1 aumenta o conteúdo de colágeno e estimula o procolágeno I e o inibidor de tecido da produção de metaloproteinase-1 de células da polpa dentária: Papel da sinalização MEK/ERK e activin recetor-like kinase-5/Smad. Journal of the Formosan Medical Association. 116(5): 351-358. https:/doi.org/10.1016/j.jfma.2016.07.014

184- Lindsey, S., Langhans, S. A. 2015. Sinalização do fator de crescimento epidérmico em células transformadas. Int Rev Cell Mol Biol. 314: 1-41. https://doi.org/10.1016/bs.ircmb.2014.10.001

185- Liu, J.-C., Wang, F., Xie, M.-L., Chen, Z.-Q., Qin, Q., Chen, L., e Chen, R. 2017. Osthole inibe as expressões de colágeno I e III através da via de sinalização Smad após o tratamento com TGF-β1 em fibroblastos cardíacos de camundongos. Jornal Internacional de Cardiologia. 228: 388-393. https://doi.org/10.1016/j.ijcard.2016.11.202

186- Liu, Y.-N., Jiang, Z.-C., Li, S.-Y., Li, Z.-Z., Wang, H., Liu, Y., Liao, Y.-C., Han, J., e Chen, J.-H. 2020. A integrina α2β1 está envolvida na diminuição do colágeno tipo II induzida pela toxina T-2 em condrócitos C28 / 12. Toxicon. 186: 12-18. https://doi.org/10.1016/j.toxicon.2020.07.016

187- Liu, C.-F., Chang, K.-C., Sun, Y.-S., Nguyen, D. T., e Huang, H.-H. 2021. Imobilização de colagénio de tipo I através de genipina de reticulador natural para melhorar as respostas osteogénicas à superfície do implante de titânio. Jornal de Investigação e Tecnologia de Materiais. 15: 885-900. https://doi.org/10.1016/j.jmrt.2021.08.058

188- Liu, H., Li, M., Tang, K., Liu, J., Li, X., e Meng, X. 2022. Evolução da conformação e das propriedades térmicas do colagénio de peles bovinas na solução de sulfureto de sódio. Journal of Molecular Liquids. 367(Part A): 120449. https://doi.org/10.1016/j.molliq.2022.120449

189- Liu, Y., Li, P., Jiang, T., Li, Y., Wang, Y., Cheng, Z. 2023. Recetor do fator de crescimento epidérmico em astham: Um alvo terapêutico promissor? Respiratory Medicine. 207: 107117. https://doi.org/10.1016/j.rmed.2023.107117

190- Longo, A., Tobiasch, E., e Luparello, C. 2014. O colagénio tipo V neutraliza a osteodiferenciação de células estaminais mesenquimais humanas. Biologicals 42(5): 294-297. https://doi.org/10.1016/j.biologicals.2014.07.002

191- Lu, J., Liu, L., Zhu, Y., Zhang, Y., Wu, Y., Wang, G., Zhang, D., Xu, J., Xie, X., Ke, R., Han, D., Li, S., Feng, W., Xie, M., Liu, Y., Fang, P., Shi, H., He, P., Liu, Y., Sun, X., Li, M. 2014. PPAR-γ inibe a produção de colágeno induzida por IL-13 em fibroblastos das vias aéreas de camundongos. Jornal Europeu de Farmacologia. 737: 133-139. https://doi.org/10.1016/j.ejphar.2014.05.008

192- Lu, J., Shi, J., Li, M., Gui, B., Fu, R., Yao, G., Duan, Z., Lv, Z., Yang, Y., Chen, Z., Jia, L., Tian, L. 2015. A ativação da AMPK pela metformina inibe a produção de colágeno induzida por TGF-β em fibroblastos renais de camundongos. Ciências da Vida. 127: 59-65. https://doi.org/10.1016/j.lfs.2015.01.042

193- Luvalle, P., Daniels, K., Hay, E. D., Olsen, B. R. 1992. Type X collagen is transcriptionally activated and specifically localized during sternal cartilage maturation. Matrix. 12(5): 404-413. https://doi.org/10.1016/S0934-8832(11)8--37-5

194- Mady, M. M. 2007. Estudos biofísicos sobre a interação colagénio-lípido. Journal of Bioscience and Bioengineering. 104(2): 144-148. https://doi.org/10.1263/jbb.104.144

195- Maehata, Y., Takamizawa, S., Ozawa, S., Izukuri, K., Kato, Y., Sato, S., Lee, M.-C.-I., Kimura, A., e Hata, R.-I. 2007. O colagénio tipo III é essencial para a aceleração do crescimento de células osteoblásticas humanas pelo ácido ascórbico 2-fosfato, um derivado de vitamina C de ação prolongada. Matrix Biology. 26(5): 371-381. https://doi.org/10.1016/j.matbio.2007.01.005

196- Maemoto, T., Kitai, Y., Takahashi, R., Shoji, H., Yamada, S., Takei, S., Ito, D., Muromoto, R., Kashiwakura, J.-I., Handa, H., Hashimoto, A., Hashimoto, S., Ose, T., Oritani, K., Matsuda, T. 2023. Um peptídeo derivado da proteína adaptadora STAP-2 inibe a progressão do tumor ao regular negativamente a sinalização do recetor do fator de crescimento epidérmico. Journal of Biological Chemistry. 299(1): 102724. https://doi.org/10.1016/j.jbc.2022.102724

197- Maepa, M., Razwinani, M., e Motaung, S. 2016. Efeitos do resveratrol na proteína de colagénio tipo II nos condrócitos da zona superficial e média da cartilagem articular porcina. Journal of Ethnopharmacology. 178: 25-33. https://doi.org/10.1016/j.jep.2015.11.047

198- Makuszewska, M., Bonda, T., Cieslinska, M., Bialuk, I., Winnicka, M. M., Skotnicka, B., e Hassmann-Poznanska, E. 2019. Expressão de colágenos tipo I e V na cicatrização de ratos' s membrana timpânica. Jornal Internacional de Otorrinolaringologia Pediátrica. 118: 79-83. https://doi.org/10.1016/j.ijporl.2018.12.020

199- Makuszewska, M., Bonda, T., Cieslinska, M., Bialuk, I., Winnicka, M. M., e Niemczyk, K. 2020. Expressão de colagénio tipo III na cicatrização da membrana timpânica. Jornal Internacional de Otorrinolaringologia Pediátrica. 136: 110196. https://doi.org/10.1016/j.ijporl.2020.110196

200- Manimegalai, N. P., Ramanthan, G., Gunasekaran, D., Jeyakumar, G. F. S., e Sivagnanam, U. T. 2022. Acuidade cardinal na extração e caraterização de colagénio solúvel das sucatas de matadouro subutilizadas para exigências clínicas. Porcess Biochemistry. 122(Parte 1): 29-37. https://doi.org/10.1016/j.procbio.2022.08.011

201- Marangoni, R. G., Korman, B. D., Parra, E. R., Velosa, A. P. P., Barbeiro, H. V., Martins, V., Santos, A. B. G. D., Soriano, F., Teodoro, W. R., Silva, P. L., Tourtellotte, W., Capelozzi, V. L., Varga, J., e Yoshinari, N. H. 2021. O remodelamento vascular pulmonar patológico é induzido pelo colágeno tipo V em um modelo de esclerodermia. Patologia - Pesquisa e Prática. 220: 153382. https://doi.org/10.1016/j.prp.2021.153382

202- Marin, S., Godet, I., Nidadavolu, L. S., Tian, J., Dickinson, L. E., Walston, J. D., Gilkes, D. M., Abadir, P. M. 2022. O tratamento combinado de valsartan e sacubitril aumenta a produção de colagénio em células da pele humana de adultos mais velhos. Experimental Gerontology. 165: 111835. https://doi.org/10.1016/j.exger.2022.111835

203- Martins, V., Silva, A. L. D., Teodoro, W. R., Velosa, A. P. P., Balancin, M. L., Cruz, F. F., Silva, P. L., Rocco, P. R. M., e Capelozzi, V. L. 2020. Evidência in situ de que o colágeno V e a via de sinalização da zona inflamatória encontrada 1 (FIZZ1) estão associados ao granuloma silicótico em camundongos pulmonares. Patologia-Pesquisa e Prática. 216(9): 153094. https://doi.org/10.1016/j.prp.2020.153094

204- Martyniak, K., Lokshina, A., Cruz, M. A., Karimzadeh, M., Kemp, R., e Kean, T. J. 2022. Composição e rigidez do biomaterial como propriedades decisivas de construções bioimpressas 3D para estimulação de colagénio tipo II. Ata Biomaterialia. 152: 221-234. https://doi.org/10.1016/j.actbio.2022.08.058

205- McCluskey, A. R., Hung, K. S. W., Marzec, B., Sindt, J. O., Sommerdijk, N. A. J. M., Camp, P. J., e Nudelman, F. 2020. Os filamentos desordenados medeiam a fibrilogénese do colagénio tipo I em solução. Biomacromolecules. 21(9): 3631-3643. https://doi.org/10.1021/acs.biomac.0c00667

206- McLeod, O., Duner, P., Samnegard, A., Tornvall, P., Nilsson, J., Hamsten, A., Bengtsson, E. 2015. Autoanticorpos contra o colágeno da membrana basal tipo IV estão associados ao infarto do miocárdio. IJC Heart & Vasculature. 6: 42-47. https://doi.org/10.1016/j.ijcha.2014.12.003

207- Meng, D., Tanaka, H., Kobayashi, T., Hatayama, H., Zhang, X., Ura, K., Yunoki, S., e Takagi, Y. 2019. O efeito do pré-tratamento alcalino nas características bioquímicas e nas habilidades de formação de fibrilas dos tipos I e II de colágeno extraído dos subprodutos do esturjão bester. Jornal Internacional de Macromoléculas Biológicas. 131: 572-580. https://doi.org/10.1016/j.ijbiomac.2019.03.091

208- Meng, D., Li, W., Ura, K., e Takago, Y. 2020. Efeitos da concentração de iões fosfato na fibrilogénese in vitro do colagénio tipo I do esturjão. Jornal Internacional de Macromoléculas Biológicas. 148: 182-191. https://doi.org/10.1016/j.ijbiomac.2020.01.128

209- Midura, R. J., Vasanji, A., Su, X., Wang, A., Midura, S. B., e Gorski, J. P. 2007. Calcoesferulitos isolados da frente de mineralização do osso induzem a mineralização do colagénio tipo I. Bone. 41(6): 1005-1016.

210- Mimura, Y. Ihn, H., Jinnin, M., Asano, Y., Yamane, K., e Tamaki, K. 2006. O fator de crescimento epidérmico afecta a síntese e a degradação do colagénio tipo I em fibroblastos dérmicos humanos em cultura. Matrix Biology. 25(4): 202-212. https://doi.org/10.1016/j.matbio.2005.12.002

211- Miyauchi, J. T., Pagan, C. A., e Kudose, S. 2022. Glomerulopatia de colagénio tipo III numa amostra de nefrectomia tumoral: cuidado com uma doença renal médica coincidente. Patologia. https://doi.org/10.1016/j.pathol.2022.06.006

212- Mohanty, C., e Pradhan, J. 2020. Um bioconjugado de curativo de fator de crescimento epidérmico humano-curcumina carregado com células-tronco mesenquimais para cicatrização de feridas diabéticas *in vivo*. Ciência e Engenharia de Materiais C. 111: 110751. https://doi.org/10.1016/j.msec.2020.110751

213- Monnet, E., Sizaret, P.-Y., Arbeille, B., e Fauvel-Lafeve, F. 2000. Papel diferente da glicoproteína plaquetária GP Ia/IIa no contacto e ativação plaquetários induzidos por colagénios de tipo I e tipo II. Thrombosis Research. 98(5): 423-433. https://doi.org/10.1016/S0049-3848(00)00199-7

214- Montalbano, G., Molino, G., Fiorilli, S., e Vitale-Brovarone, C. 2020. Síntese e incorporação de nano-hidroxiapatita em forma de bastão na matriz de colagénio tipo I: Uma formulação híbrida para impressão 3D de andaimes ósseos. Jornal da Sociedade Europeia de Cerâmica. 40(11): 3689-3697. https://doi.org/10.1016/j.jeurceramsoc.2020.02.018

215- Moo, E. K., Ebrahimi, M., Sibole, S. C., Tanska, P., e Korhonen, R. K. 2022. A qualidade intrínseca dos proteoglicanos, mas não das fibras de colagénio, degrada-se na cartilagem osteoartrítica. Ata Biomatrialia. https://doi.org/10.1016/j.actbio.2022.09.002

216- Morita, M., Sugihara, H., Tokunaka, K., Tomura, A., Saiga, K., Sato, T., Imamura, Y., Hayashi, T. 2017. Preparação e caraterização parcial de anticorpos monoclonais específicos para a forma helicoidal não tripla nascente da cadeia alfa 1 do colagénio tipo IV. Relatórios de Bioquímica e Biofísica. 9: 128-132. https://doi.org/10.1016/j.bbrep.2016.11.013

217- Mort, J. S., Beaudry, F., Theroux, K., Emmott, A. A., Richard, H., Fisher, W. D., Lee, E. R., e Laverty, A. R. P. 2016. Degradação precoce da catepsina K do colagénio tipo II *in vito* e *in vivo* na cartilagem articular. Osteoartrite e Cartilagem. 24(8): 1461-1469. https://doi.org/10.1016/j.joca.2016.03.016

218- Mundel, T. M., e Kalluri, R. 2007. Inibidores da angiogénese derivados do colagénio tipo IV. Microvascular Research. 74(2-3): 85-89. https://doi.org/10.1016/j.mvr.2007.05.005

219- Murasawa, Y., Hayashi, T., e Wang, P.-C. 2008. O papel da fibrila de colagénio do tipo V como ECM que induz a motilidade das células endoteliais glomerulares. Experimental Cell Research. 314(20): 3638-3653. https://doi.org/10.1016/j.yexcr.2008.08.024

220- Nakamura, T., Yoshida, H., Ota, Y., Endo, Y., Sayo, T., Hanai, U., Imagawa, K., Sasaki, M., Takahashi, Y. 2022. SPARC promove a produção de colagénio tipo IV e VII e a sua acumulação na membrana basal da pele. Journal of Dermatological Science. 107(2), 109-112. https://doi.org/10.1016/j.jdermsci.202.07.007

221- Nelson, M., Li, S., Page, S. J., Shi, X., Lee, P. D., Stevens, M. M., Hanna, J. V., e Jones, J. R. 2021. Scaffolds híbridos de sílica-gelatina impressos em 3D de tamanhos de canal específicos promovem a produção de colágeno tipo II, Sox9 e Aggrecan de condrócitos. Ciência e Engenharia de Materiais: C. 123: 111964. https://doi.org/10.1016/j.msec.2021.111964

222- Nham, G. T. H., Zhang, X., Asou, Y., e Shinomura, T. 2019. A expressão dos genes do colagénio tipo II e do aggrecan é regulada através de modificações epigenéticas distintas dos seus múltiplos elementos potenciadores. Gene. 704: 134-141. https://doi.org/10.1016/j.gene.2019.04.034

223- Nicol, L., Morar, P., Wang, Y., Henriksen, K., Sun, S., Karsdal, M., Smith, R., Nagamani, S. C. S., Shapiro, J., Lee, B., e Orwoll, E. 2019. Alterações nos biomarcadores de colagénio não tipo I na osteogénese imperfeita. Bone. 120: 70-74. https://doi.org/10.1016/j.bone.2018.09.024

224- Nicol, L. E., Coghlan, R. F., Cuthbertson, D., Nagamani, S. C. S., Lee, B., Olney, R. C., Horton, W., Membros do Consórcio para a Doença dos Ossos Frágeis e Orwoll, E. 2021. Alterações de um marcador sérico de colagénio X em crianças em crescimento com osteogénese imperfeita. Bone. 149: 115990. https://doi.org/10.1016/j.bone.2021.115990

225- Nigdelioglu, R., Hamanaka, R. B., Meliton, A. Y., O' Leary, E., Witt, L. J., Cho, T., Sun, K., Bonham, C., Wu, D., Woods, P. S., Husain, A. N., Wolfgeher, D., Dulin, N. O., Chandel, N. S., Mutlu, G. M. 2016. O fator de crescimento transformador (TGF) - β promove a síntese de serina *de Novo* para a produção de colágeno. Jornal de Química Biológica. 291(53): 27239-27251. https://doi.org/10.1074/jbc.M116.756247

226- Nikolov, A, Tzekova, M., Kostov, K., e Popovski, N. 2020. Marcadores séricos circulantes da síntese de colágeno tipo III em pacientes de alto risco aterogênico com insuficiência cardíaca e doença arterial coronariana. Atherosclerosis. 315: e257. https://doi.org/10.1016/j.atherosclerosis.2020.10.811

227- Ninh, V. L., Hajj, E. C. E., Ronis, M. J., e Gardner, J. D. 2019. A N-acetilcisteína evita as diminuições na ração de colágeno cardíaco I / III e na função sistólica em camundongos neonatais com exposição pré-natal ao álcool. Cartas de Toxicologia. 315: 87-95.https://doi.org/10.1016/j.toxlet.2019.08.010

228- Nishimura, I., Chano, T., Kita, H., Matsusue, Y., e Okabe, H. 2011. A proteína RB1CC1 suprime a síntese de colagénio de tipo II nos condrócitos e causa nanismo. Journal of Biological Chemistry. 286(51): 43925-43932. https://doi.org/10.1074/jbc.M111.264192

229- Noe, B., Poole, A. R., Mort, J. S., Richard, H., Beachamp, G., e Laverty, S. 2017. C2K77 ELISA detecta a clivagem do colagénio tipo II pela catepsina K na cartilagem articular equina. Osteoartrite e Cartilagem. 25(12): 2119-2126. https://doi.org/10.1016/j.joca.2017.08.011

230- Nong, Z., O' Neil, C., Lei, M., Gros, R., Watson, A., Rizkalla, A., Mequanint, K., Li, S., Frontini, M. J., Feng, Q., e Pickering, J. G. 2021. A clivagem do colágeno tipo I é essencial para o reparo fibrótico eficaz após a infração do miocárdio. The American Journal of Pathology. 179(5): 2189-2198. https://doi.org/10.1016/j.ajpath.2011.07.017

231- Nystrom, H., Naredi, P., Hafstrom, L., Sund, M. 2011. Colagénio tipo IV como marcador tumoral para metástases hepáticas colorrectais. Jornal Europeu de Oncologia Cirúrgica. 37(7): 611-617. https://doi.org/10.1016/j.ejso.2011.04.010

232- Ohguchi, K., Banno, Y., Akao, Y., Nozawa, Y. 2006. Envolvimento da fosfolipase D1 na produção de colagénio tipo I de fibroblastos dérmicos humanos. Biochemical and Biophysical Research Communications. 348(4): 1398-1402. https://doi.org/10.1016/j.bbrc.2006.08.002

233- Ohno, T., Tanisaka, K., Hiraoka, Y., Ushida, T., Tamaki, T., e Tateishi, T. 2004. Efeito das esponjas de colagénio tipo I e tipo II como suportes 3D para a regeneração de tecidos semelhantes a cartilagem hialina no controlo fenotípico de condrócitos semeados *in vitro*. Ciência e Engenharia dos Materiais: C. 24(3); 407-411. https://doi.org/10.1016/j.msec.2003.11.011

234- Okada, M., Yamawaki, H. 2019. Uma perspetiva atual da canstatina, um fragmento da cadeia alfa 2 do colágeno tipo IV. Jornal de Ciências Farmacológicas. 139: 59-64. https://doi.org/10.1016/j.jphs.12.001

235- Okano-Kosugi, H., Matsushita, O., Asada, S., Herr, A. B., Kitagawa, K., Koide, T. 2009. Desenvolvimento de um sistema de rastreio de alto rendimento para os compostos que inibem as interacções colagénio-proteína. Analytical Biochemistry. 394(1); 125-131. https://doi.org/10.1016/j.ab.2009.07.017

236- Olsen, B. R., Alper, R., Kegalides, N. A. 1973. Caracterização estrutural de uma fração solúvel da membrana basal da cápsula do cristalino. Eur J Biochem. 38: 220-228.

237- Olsen, A. K., Sondergaard, B. C., Byrialsen, I., Tanko, L. B., Christiansen, C., Muller, A., Hein, G. E., Karsdal, M. A., e Qvist, P. 2007. A função anabólica e catabólica dos condrócitos *ex vivo* é reflectida pelo processamento metabólico do colagénio de tipo II. Osteoarthritis and Cartilage. 15(3): 335-342. https://doi.org/10.1016/j.joca.2006.08.015

238- Omar, R., Malfait, F., e Agtmael, T. V. 2021. Quatro decases em formação: Colagénio III e mecanismos da Síndrome de Ehlers Danlos vascular. Matrix Biology Pluc. 12: 100090. https://doi.org/10.1016/j.mbplus.2021.100090

239- Ono-Ohmachi, A., Ueno, H. M., Morita, Y., Kato, K. 2019. A capacidade de produção de colagénio da proteína básica do leite depende do efeito estimulador do fator de crescimento transformador-β1 e β2. Jornal Internacional da Daity. 97: 71-75. https://doi.org/10.1016/j.idairyj.2019.05.019

240- Orofiamma, L. A., Vural, D., Antonescu, C. N. 2022. Controlo do metabolismo celular pelo recetor do fator de crescimento epidérmico. Cell Research. 1869(12): 119359. https://doi.org/10.1016/j.bbamcr.2022.119359

241- Owczarzy, A., Kurasinski, R., Kulig, K., Rogoz, W., Szkudlarek, A., Maciazek-Jurczyk, M. 2020. Estrutura, propriedades e aplicação do colagénio. Engenharia de Biomateriais. 156: 17-23. https://doi.org/10.34821/eng.biomat.156.2020.17-23

242- Paola, C. M., Camila, A. M., Ana, C., Marlon, O., Diego, S., Robin, Z., Beatriz, G., e Cristina, C. 2019. Acabamento têxtil funcional de colágeno tipo I isolado de osso bovino para potencial healthtech. Heliyon. 5(2); e01260. https://doi.org/10.1016/j.heliyon.2019.e01260

243- Park, M. S., Kim, Y. H., e Lee, J. W. 2010. A FAK medeia o cruzamento de sinais entre o colagénio de tipo II e as cascatas de TGF-beta 1 nas células condrocíticas. Matrix Biology. 29(2): 135-142. https://doi.org/10.1016/j.matbio.2009.10.001

244- Park, A. C., Huang, G., Jankowska-Gan, E., Massoudi, D., Kernien, J. F., Vignali, D. A., Sullivan, J. A., Wilkes, D. S., Burlingham, W., Greenspan, D. S. 2016. A administração mucosa de colágeno V melhora a carga da placa aterosclerótica ao induzir a tolerância dependente da interleucina 35. Jornal de Química Biológica. 291(7): 3359-3370. https://doi.org/10.1074/jbc.M115.681882

245- Parra, E. R., Bielecki, L. C., Ribeiro, J. M. D. F. P., Balsalobre, F. D. A., Teodoro, W. R., e Capelozzi, V. L. 2010. Associação entre a diminuição do colagénio tipo V e a apoptose na carcinogénese quimica do pulmão do rato: um modelo preliminar para estudar o comportamento das células cancerígenas. Clinics. 65(4): 425-432. https://doi.org/10.1590/S1807-59322010000400012

246- Pascarelli, S., Merzhakupova, D., Uechi, G.-I., Laurino, P. 2021. A ligação de ligandos do fator de crescimento epidérmico (EGF) de mutação única altera a estabilidade do dímero do recetor EGf e promove a sinalização do crescimento. J Biol Chem. 297(1): 100872. https://doi.org/10.1016/j.jbc.2021.100872

247- Peng, Y., Song, X., Zheng, Y., Wang, X., e Lai, W. 2017. O perfil de RNA circular revela que circCOL3A1-859267 regula a expressão de colágeno tipo I em fibroblastos dérmicos humanos fotoenvelhecidos. Comunicações de pesquisa bioquímica e biofísica. 486(2): 277-284. https://doi.org/10.1016/j.bbrc.2017.03.028

248- Perez-Martinez, C., Perez-Carceles, M. D., Legaz, I., Prieto-Bonete, G., e Luna, A. 2017. Quantificação de bases nitrogenadas, DNA e colagénio tipo I para a estimativa do intervalo pós-morte em restos ósseos. Forensic Science International. 281: 106-112. https://doi.org/10.1016/j.forsciint.2017.10.039

249- Pezeshk, S., Rezaei, M., e Abdollahi, M. 2022. Impacto do ultrassom na extração de colágeno nativo do subproduto do atum e seus atributos ultraestruturais e físico-químicos. Ultrasonics Sonochemistry. 89: 106129. https://doi.org/10.1016/j.ultsonch.2022.106129

250- Pires, V., Pecher, J., Nascimento, S. D., Maurice, P., Bonnefoy, A., Dassonville, A., Amant, C., Fauvel-Lafeve, F., Legrand, C., Rochette, J., e Sonnet, P. 2007. Peptídeos miméticos de colagénio tipo III concebidos com actividades anti- ou pró-agregantes em plaquetas humanas. Jornal Europeu de Química Medicinal. 42(5): 694-701. https://doi.org/10.1016/j.ejmech.2006.12.018

251- Prade, I., Schropfer, M., Seidel, C., Krumbiegel, C., Hille, T., Sonntag, F., Behrens, S., Schmieder, F., Voigt, B., e Meyer, M. 2022. As células endoteliais humanas formam um endotélio em filamentos ocos de colagénio independentes fabricados por impressão por extrusão direta. Biomateriais e Biossistemas. 8: 100067. https://doi.org/10.1016/j.bbiosy.2022.100067

252- Preston, S. E. J., Bartish, M., Richard, V. R., Aghigh, A., Goncalves, C., Smith-Voudouris, J., Huang, F., Thebault, P., Cleret-Buhot, A., Lapointe, R., Legare, F., Postovit, L.-M., Zahedi, R. P., borchers, C. H., Miller, W. H., e Rincon, S. V. D. 2022. A fosforilação do eIF4E no estroma impulsiona a produção e a organização espacial do colagénio tipo I na glândula mamária. Matrix Biology. 111: 264-288. https://doi.org/10.1016/j.matbio.2022.07.003

253- Proestaki, M., Sarkar, M., Burkel, B. M., Ponik, S. M., e Notbohm, J. 2022. Effect of hyaluronic acid on microscale deformations of collagen gels (Efeito do ácido hialurónico nas deformações em microescala dos géis de colagénio). Journal of the Mechanical Behavior of Biomedical Materials (Jornal do Comportamento Mecânico de Materiais Biomédicos). 135: 105465. https://doi.org/10.1016/j.jmbbm.2022.105465

254- Puszkarska, A. M., Frenkel, D., Colwell, L. J., e Duer, M. J. 2022. Utilização de dados de sequência para prever a auto-montagem de estruturas de colagénio supramoleculares. Biophysical Journal. 121(16): 3023-3033. https://doi.org/10.1016/j.bpj.2022.07.019

255- Qi, M.-Y., Chen, K., Liu, H.-R., Su, Y.-H., Yu, S.-Q. 2011. Efeito protetor da Icariina na fase inicial da nefropatia diabética experimental induzida por estreptozotocina através da modulação do fator de crescimento transformador β_1 e da expressão de colagénio tipo IV em ratos. Journal of Ethnopharmacology. 138(3): 731-736. https://doi.org/10.1016/j.jep.2011.10.015

256- Qiu, Y., Hoshida, Y., Kato, N., Moriyama, M., Otsuka, M., Taniguchi, H., Kawabe, T., Omata, M. 2004. Uma combinação simples de colagénio tipo IV sérico e tempo de protrombina para diagnosticar cirrose em pacientes com hepatite C crónica ativa. Hepatology Research. 30(4): 214-220. https://doi.org/10.1016/j.hepres.2004.10.006

257- Qiu, Y., Poppleton, E., Mekkat, A., Yu, H., Banerjee, S., Wiley, S. E., Dixon, J. E., Kaplan, D. L., Lin, Y.-S., e Brodsky, B. 2018. Fosforilação enzimática de Ser em um peptídeo de colágeno tipo I. Biophysical Journal. 115(12): 2327-2335. https://doi.org/10.1016/j.bpj.2018.11.012

258- Ramadass, S. K., Nazir, L. S., Thangam, R., Perumal, R. K., Manjubala, I., Madhan, B., e Seetharaman, S. 2019. Peptídeos de colágeno tipo I e andaime de fibroína de seda electospun liberador de óxido nítrico: Uma abordagem multifuncional para o tratamento de feridas crónicas isquémicas. Colóides e Superfícies B: Biointerfaces. 175: 636-643. https://doi.org/10.1016/j.colsurfb.2018.12.025

259- Rasmussen, D., Frederiksen, P., Jatkoe, T., Karsdal, M., Rosenthal, N., Neal, B., Genovese, F., e Hansen, M. 2022. O tratamento com canagliflozina POS-392 tem impacto na degradação e formação de colagénio tipo III no estudo de avaliação cardiovascular da canagliflozina (Canvas). Kidney International Reports. 7(2): S177. https://doi.org/10.1016/j.ekir.2022.01.414

260- Rayan, C. M., Abercrombie, M. P., Linsenmayer, T. F., Fitch, J. M., e Tomasek, J. J. 1999. Distribuição do colagénio tipo IV durante o desenvolvimento do botão do membro de aves. The Journal of Hand Surgery. 24(3), 619-627. https://doi/org/10.1053/jhsu.1999.0619

261- Rayego-Mateos, S., Rodrigues-Diez, R., Morgado-Pascual, J. L., Valentijn, F., Valdivielso, J. M., Goldschmeding, R., Ruiz-Ortega, M. 2018. Papel do recetor do fator de crescimento epidérmico (EGFR) e seus ligantes na inflamação e dano renal. Mediadores da Inflamação. Artigo ID 8739473, 22 páginas, 2018. https://doi.org/10.1155/2018/8739473

262- Ren, K., Ke, X., Chen, Z., Zhao, Y., He, L., Yu, P., Xing, J., Luo, J., Xie, J., e Li, J. 2021. Goma xantana modificada com polímero zwitteriônico com capacidade de ligação de colágeno II para melhoria da lubrificação e eliminação de ROS. Polímeros de hidratos de carbono. 274: 118672. https://doi.org/10.1016/j.carbpol.2021.118672

263- Richardot, P., Tabassi, N. C.-B., Toh, L., Marotte, H., Bay-Jesen, A.-C., Miossec, P., e Garnero, P. 2009. O colagénio tipo III nitrado como marcador biológico do metabolismo do tecido sinovial mediado pelo óxido nítrico na osteoartrite. Osteoarthritis and Cartilage. 17(10): 1362-1367. https://doi.org/10.1016/j.joca.2009.04.024

264- Rios-Silva, M., Huerta, M., Mendoza-Cano, O., Murillo-Zamora, E., Cardenas, Y., Bricio-Barrios, J. A., Diaz, Y., Ibarra, I., Trujillo, X. Urinary epidermal growth fator in kidney disease: Uma revisão sistemática. Fator de crecimiento epidermico urinario en la enfermedad renal: una revision sistematica. Nefrologia. https://doi.org/10.1016/j.mefro.2022.10.003

265- Romanowicz, G. E., Terhune, A. H., Bielajew, B. J., Sexton, B., Lynch, M., Mandair, G. S., McNerny, E. M. B., e Kohn, D. H. 2022. Os perfis de ligações cruzadas de colagénio e o mineral são diferentes entre a mandíbula e o fémur, com uma resposta específica do local ao colagénio perturbado. Bone Reports. https://doi.org/10.1016/j.bonr.2022.101629

266- Rong, H., Lin, F., Ning, L., Wu, K., Chen, B., Zhang, J., Limbu, S. M., e Wen, X. 2022. Clonagem, distribuição de tecidos e expressão de mRNA do gene do colagénio tipo I alfa 1 de Chu᾽ s croaker (*Nibea coibor*). Gene. 824: 146441. https://doi.org/10.1016/j.gene.2022.146441

267- Russo, C., Lazzaro, V., Gazzaruso, C., Maurotti, S., Ferro, Y., Pingitore, P., Fumo, F., Coppola, A., Gallotti, P., Zambianchi, V., Fodaro, M., Galliera, E., Marazzi, M. G., Romanelli, M. M. C., Giannini, S., Romeo, S., Pujia, A., e Montalcini, T. 2017. O peptídeo C da proinsulina modula a expressão de ERK1 / 2, colágeno tipo I e RANKL em células semelhantes a osteoblastos humanos (Saos-2). Endocrinologia Molecular e Celular. 442: 134-141. https://doi.org/10.1016/j.mce.2016.12.012

268- Sakata, N., Jimi, S., Takebayashi, S., e Marques, M. A. 1992. O colagénio tipo V reprime a fixação, disseminação e crescimento de células do músculo liso vascular porcino in vitro. Experimental and Molecular Pathology. 56(1): 20-36. https://doi.org/10.1016/0014-4800(92)90020-C

269- Salvatore, L., Gallo, N., Aiello, D., Lunetti, P., Barca, A., Blasi, L., Madaghiele, M., Bettini, S., Giancane, G., Hasan, M., Borovkov, V., Natali, M. L., Campa, L., Valli, L., Capobianco, L., Napoli e Sannino, A. 2020. Uma visão sobre o colágeno tipo I do tendão de cavalo para a fabricação de dispositivos implantáveis. Jornal Internacional de Macromoléculas Biológicas. 154: 291-306. https://doi.org/10.1016/j.ijbiomac.2020.03.082

270- Sarwar, M., Sykes, P. H., Chitcholtan, K., e Evans, J. J. 2022. A desregulação do colagénio I é fundamental para a progressão do cancro do ovário. Tissue and Cell. 74: 101704. https://doi.org/10.1016/j.tice.2021.101704

271- Satomi, E., Teodoro, W. R., Parra, E. R., Fernandes, T. D., Velosa, A. P. P., Capelozzi, V. L., e Yoshinari, N. H. 2008. Alterações na distribuição histoanatómica do colagénio dos tipos I, III e V promovem a remodelação adaptativa na rutura do tendão tibial posterior. Clinics. 63(1): 9-14. https://doi.org/10.1590/S1807-59322008000100003

272- Shafik, N. M., El-Esawy, R. O., Mohamed, D. A., Deghidy, E. A., e El-Deeb, O. S. 2019. Efeitos regenerativos da glicirrização e / ou plasma rico em plaquetas na artrite induzida por colágeno tipo II: Visando marcadores de máquinas autofágicas, inflamação e estresse oxidativo. Arquivos de Bioquímica e Biofísica. 675: 108095. https://doi.org/10.1016/j.abb.2019.108095

273- Silver, M. H., Murrary, J. C., e Pratt, R. M. 1984. O fator de crescimento epidérmico estimula a síntese de colagénio tipo V em culturas de prateleiras palatinas murinas. Differentiation. 27(1-3): 205-208. https://doi.org/10.1111/j.1432-0436.1984.tb01430.x

274- Sirowanto, I., Josh, F., Sulmiati, Ahmadwirawan, Zainuddin, A. A., e Faruk, M. 2021. O efeito da combinação de plasma rico em plaquetas e fração vascular estromal no nível sérico do fator de crescimento epidérmico para a cicatrização de traumas anais no modelo de rato wistar. Anais de Medicina e Cirurgia. 70: 102773. https://doi.org/10.1016/j.amsu.2021.102773

275- Smet, K. D., Beken, S., Depreter, M., Roels, F., Vercruysse, A., e Rogiers, V. 1999. Effect of epidermal growth fator in collagen gel cultures of rat hepatocytes. Toxicoloty in Vitro. 13(4-5): 579-585. https://doi.org/10.1016/S0887-2333(99)00041-7

276- Smet, K. D., Loyer, P., Gilot, D., Vercruysse, A., Rogiers, V., e Guguen-Guillouzo, C. 2001. Effects of epidermal growth fator on CYP inducibility by xenobiotics, DNA replication and caspase activations in collagen I gel sandwich cultures of rat hepatocytes. Biochemical Pharmacology. 61(10): 1293-1303. https://doi.org/10.1016/S0006-2952(01)00612-8

277- Song, Y., Hua, S., Sayyar, S., Chen, Z., Chung, J., Liu, X., Yue, Z., Angus, C., Filippi, B., Beirne, S., Wallace, G., Sutton, G., You, J. 2022. Bioimpressão da córnea usando um bioink transparente de colágeno I puro de alta concentração. Bioprinting. 28: e00235. https://doi.org/10.1016/j.bprint.2022.e00235

278- Stabile, M., Lacitignola, l., Samarelli, R., Fiorentino, M., Crovace, A., e Staffieri, F. 2022. Avaliação da eficácia clínica da suplementação de colagénio tipo II não desnaturado em comparação com o cimicoxib e a sua associação em cães afectados por osteoartrite de ocorrência natural. Investigação em Ciências Veterinárias. 151: 27-35. https://doi.org/10.1016/j.rvsc.2022.06.030

279- Stawikowski, M. J., Aukszi, B., Stawikowska, R., Cudic, M., Fields, G. B. 2014. A glicosilação modula as interações das células de melanoma $\alpha2\beta1$ e $\alpha3\beta1$ integrina com colágeno tipo IV. O Jornal de Química Biológica. 289(31): 21591-21604. https://doi.org/10.1074/jbc.m114.572073

280- Stefanovic, L., Gordon, B. H., Silvers, R., e Stefanovic, B. 2022. Caracterização da ligação específica da sequência de LARP6 ao 5' stem-loop de mRNAs de colágeno tipo I e implicações para o design racional de drogas antifibróticas. Journal of Molecular Biology. 434(2): 167394. https://doi.org/10.1016/j.jmb.2021.167394

281- Steinmann, B. U., Abe, S., e Martin, G. R. 1982. Modulation of type I and type III collagen production in normal and mutant human skin fibroblasts by cell density, prostaglandin E_2 and epidermal growth fator. Collagen and Related Research. 2(3): 185-195. https://doi.org/10.1016/S0174-173X(82)80013-7

282- Sun, Y.-L., Luo, Z.-P., Fertala, A., e An, K.-N. 2004. Esticar o colagénio tipo II com pinças ópticas. Journal of Biomechanics. 37(11): 1665-1669. https://doi.org/10.1016/j.jbiomech.2004.02.028

283- Sun, X., Cui, X., Chen, X., e Jiang, X. 2020. A baicaleína aliviou a produção de colágeno tipo I induzida por TGF β1 em fibroblastos pulmonares por meio da regulação negativa do fator de crescimento do tecido conjuntivo. Biomedicina e Farmacoterapia. 131: 110744. https://doi.org/10.1016/j.biopha.2020.110744

284- Sadarzanska-Terzieva, B., Tzvetanov, P., Hegde, V., Al-Hashel, J. Y., Rousseff, R. T., Haralanov, L., Stamenov, B., Atanassova, M., Marinova, I., Marinova, A., Rousseva, A. 2015. Níveis anormalmente altos de anticorpos IgG anti-colágeno tipo IV no soro de pacientes com uma síndrome clinicamente isolada se correlacionam com um risco aumentado de conversão para EM. Clinical Neurology and Neurosurgey. 133: 30-33. https://doi.org/10.1016/j.clineuro.2015.03.011

285- Saito, T., Hara, M., Kumamaru, H., Kobayakawa, K., Yokota, K., Kijima, K., Yoshizaki, S., Harimaya, K., Matsumoto, Y., Kawaguchi, K., Hayashida, M., Inagaki, Y., Shiba, K., Nakashima, Y., Okada, S. 2017. A infiltração de macrófagos é o fator causal da hipertrofia do ligamento amarelo através da ativação da produção de colágeno nos fibroblastos. O Jornal Americano de Patologia. 187(12): 2831-2840. https://doi.org/10.1016/j.ajpath.2017.08.020

286- Sankiewicz, A., Lukaszewski, Z., Trojanowska, K., Gorodkiewicz, E. 2016. Determinação de colagénio tipo IV por ressonância plasmónica de superfície utilizando um biossensor específico. Bioquímica Analítica. 515: 40-46. https://doi.org/10.1016/j.ab.2016.10.002

287- Satomi, E., Teodoro, W. R., Parra, E. W., Fernandes, Velosa, A. P. P., Capelozzi, V. L., e Yoshinari, N. H. 2008. Alterações na distribuição histoanatómica do colagénio dos tipos I, III e V promovem a remodelação adaptativa na rutura do tendão tibial posterior. Clinics. 63(1): 9-14. https://doi.org/10.1590/S1807-59322008000100003

288- Sawhney, R. S. 2005. Identificação imunológica do colagénio dos tipos I e III no epitélio do cristalino bovino e na sua cápsula anterior. Cell Biology International. 29(2): 133-137. https://doi.org/10.1016/j.cellbi.2004.09.012

289- Shahrajabian, M. H., Sun, W., Shen, H., Cheng, Q. 2020. Fitoterapia chinesa para tratamento e prevenção de SARS e SARS-CoV-2, incentivando o uso de fitoterapia para o surto de Covid-19. Ata Agriculturae Scandinavica Secção B- Ciência do Solo e das Plantas. 70(5): 437-443. https://doi.org/10.1080/09064710.2020.1763448

290- Shahrajabian, M. H., Sun, W., Cheng, Q. 2020. Produto da evolução natural (SARS, MERS e SARS-CoV-2); doenças mortais da SARS à SARS-CoV-2. Vacinas e imunoterapêuticas humanas. 17(1): 62-83. https://doi.org/10.1080/21645515.2020.1797369

291- Shahrajabian, M. H., Sun, W., Cheng, Q. 2020. Medicamentos tradicionais à base de plantas para a prevenção e tratamento de constipações e gripes no outono de 2020, sobrepostos à Covid-19. Comunicações de produtos naturais. 15(8): 1-10. https://doi.org/10.1177/1934578X20951431

292- Shahrajabian, M. H., Sun, W., Soleymani, A., Cheng, Q. 2020. Medicamentos tradicionais à base de plantas para superar o stress, a ansiedade e melhorar a saúde mental em surtos de coronavírus humano. Investigação em Fitoterapia. 2020(1): 1-11. https://doi.org/10.1002/ptr.6888

293- Shahrajabian, M. H. 2021. Ervas medicinais com actividades anti-inflamatórias para a cura natural e orgânica. Química Orgânica Atual. 25(23): 1-17. https://doi.org/10.2174/1385272825666211110115656

294- Shahrajabian, M. H., Sun, W., Cheng, Q. 2021. Molecular breeding and the impacts of some important genes families on agronomic traits, a review. Genetic Resources and Crop Evolution (Recursos genéticos e evolução das culturas). 68(3): 1709-1730. https://doi.org/10.1007/s10722-021-01148-x

295- Shahrajabian, M. H., Sun, W. 2022. Importância da timoquinona, do sulforafano, da floretina e da epigalocatequina e seus benefícios para a saúde. Cartas em Design e Descoberta de Drogas. 19. https://doi.org/10.2174/1570180819666220902115521

296- Shahrajabian, M. H., Marmitt, D., Cheng, Q., Sun, W. 2022. Antioxidantes naturais das espécies vegetais subutilizadas e negligenciadas da Ásia e da América do Sul.

Cartas em Design e Descoberta de Drogas. 19. https://doi.org/10.2174/1570180819666220616145558

297- Shahrajabian, M. H., Sun, W., Cheng, Q. 2022. A importância dos flavonóides e fitoquímicos de plantas medicinais com actividades antivirais. Mini-Reviews in Organic Chemistry. 19(3): 293-318. https://doi.org/10.2174/1570178618666210707161025

298- Shen, J., Wang, Z., Zhao, W., Fu, Y., Li, B., Chen, J., Deng, Y., Li, S., Li, H. 2022. TGF-β1 induz a deposição de colágeno tipo I em células da granulosa por meio da regulação negativa de MMP1 mediada pela via de sinalização AKT / GSK-3β. Biologia Reprodutiva. 22(4): 100705. https://doi.org/10.1016/j.repbio.2022.100705

299- Shulman, C., Liang, E., Kamura, M., Udwan, K., Yao, T., Cattran, D., Reich, H., Hladunewich, M., Pei, Y., Savige, J., Paterson, A. D., Suico, M. A., Kai, H., e Barua, M. 2021. Variantes de colágeno tipo IV em CKD: desempenho de previsões computacionais para identificar variantes patogênicas. Kidney Medicine. 3(2): 257-266. https://doi.org/10.1016/j.xkme.2020.12.007

300- Sipila, L., Ruotsalainen, H., Sormunen, R., Baker, N. L., Lamande, S. R., Vapola, M., Wang, C., Sado, Y., Aszodi, A., Myllyla, R. 2007. A secreção e a montagem de colagénios do tipo IV e VI dependem da glicosilação de hidroxilisinas. Journal of Biological Chemistry. 282(46), 33381-33388. https://doi.org/10.1074/jbc.M704198200

301- Souza, P., Rizzardi, F., Noleto, G., Atanazio, M., Bianchi, P., Parra, E. R., Teodoro, W. R., Carrasco, S., Velosa, A. P. P., Fernezlian, S., AbSaber, A. M., Antonangelo, L., Takagaki, T., Schainberg, C. G., Yoshinari, N. H., e Capelozzi, V. L. 2010. Remodelação refractária do microambiente por colagénio tipo V anormal, apoptose e resposta imunitária no cancro do pulmão de células não pequenas. Human Pathology. 41(2): 239-248. https://doi.org/10.1016/j.humpath.2009.07.018

302- Steinmann, B. U., Abe, S., e Martin, G. R. 1982. Modulação da produção de colagénio tipo I e tipo II em fibroblastos de pele humana normais e mutantes por diversidade celular, prostaglandina E_2 e fator de crescimento epidérmico. Collagen and Related Research. 2(3): 185-195. https://doi.org/10.1016/S0174-173X(82)80013-7

303- Sun, W., Shahrajabian, M. H., Cheng, Q. 2021. Barberry (*Berberis vulgaris*), uma fruta medicinal e alimento com usos farmacêuticos tradicionais e modernos. Jornal de Ciências Vegetais de Israel. 68(1-2): 1-11. https://doi.org/10.1163/22238980-bja10019

304- Sun, W., Shahrajabian, M. H., Cheng, Q. 2021. Cultivo de feno-grego com ênfase em aspectos históricos e seus usos na medicina tradicional e na ciência farmacêutica moderna. Mini Reviews in Medicinal Chemistry. 21(6): 724-730. https://doi.org/10.2174/1389557520666201127104907

305- Sun, W., Shahrajabian, M. H., Cheng, Q. 2021. Plantas dietéticas e medicinais naturais com actividades terapêuticas anti-obesidade para o tratamento e prevenção da obesidade durante o confinamento e na era pós-Covid-19. Ciências Aplicadas. 11(17): 7889. https://doi.org/10.3390/app11177889

306- Sun, W., Shahrajabian, M. H., Lin, M. 2022. Progresso da investigação de alimentos funcionais fermentados e tecnologia de fermentação microbiana de fábrica de proteínas. 8(12): 688. https://doi.org/10.3390/fermentation8120688

307- Sylvie, P., Bertrand, B., Laurent, R., Maquart, F. X., Monboisse, J. C. 2005. Controlo da invasão das células da melanoma pelo colagénio tipo IV. Cancer Detect Prev. 29: 260-266. https://doi.org/10.1016/j.cdp.2004.09.003

308- Szarek, P., e Pierce, D. M. 2022. Um protocolo especializado para ensaios mecânicos de redes isoladas de colagénio de tipo II. Journal of the Mechanical Behavior of Biomedical Materials (Jornal do comportamento mecânico de materiais biomédicos). 136: 105466. https://doi.org/10.1016/j.jmbbm.2022.105466

309- Taddese, S., Jung, M. C., Ihling, C., Heinz, A., Neubert, R. H. H., e Schmelzer, C. E. H. 2010. O domínio catalítico da MMP-12 reconhece e cliva em múltiplos locais no colagénio da pele humana tipo I e tipo III. Biochimica et Biophysica Ata (BBA) - Proteínas e Proteómica. 1804(4): 731-739. https://doi.org/10.1016/j.bbapap.2009.11.014

310- Tahir, T., Febrianti, N., Wahyni, S., Rabia, e Syam, Y. 2020. Avaliação do potencial de cicatrização de feridas agudas do creme de extrato de fruta do dragão vermelho (*Hylocereus Polyrhizus*) nos níveis de colagénio tipo III e fator de crescimento epidérmico (EGF): Um estudo em animais. Medicina Clinica Practica. 3(1): 100091. https://doi.org/10.1016/j.mcpsp.2020.100091

311- Takahashi, T., Naito, S., Onoda, J., Yamauchi, A., Nakamura, E., Kishino, J., Kawai, T., Matsukawa, S., Toyosaki-Maeda, T., Tanimura, M., Fukui, N., Numata, Y., e Yamane, S. 2012. Desenvolvimento de um novo imunoensaio para a medição do neoepítopo de colagénio de tipo II gerado pela clivagem da colagenase. Clinica Chimica Ata. 413(19-20): 1591-1599. https://doi.org/10.1016/j.cca.2012.03.022

312- Tahara, A., Tsukada, J., Tomura, Y., Suzuki, T., Yatsu, T., Shibasaki, M. 2008. Efeito da vasopressina na produção de colagénio tipo IV em células mesangiais humanas. Regulatory Peptides. 147(1-3): 60-66. https://doi.org/10.1016/j.regpep.2008.01.002

313- Takizawa, N., Hironaka, T., Mae, K., Ueno, T., Horri, Y., Nagasaka, A., Nakaya, M. GPRC5B promove a produção de colagénio em miofibroblastos. Biochemical and Biophysical Research Communications. 561: 180-186. https://doi.org/10.1016/j.bbrc.2021.05.035

314- Tan, G.-K., Dinnes, D. L. M., Cooper-White, J. J. 2011. Modulação da formação de fibras de colagénio II em ambientes de andaimes porosos 3-D. Ata Biomaterialia. 7(7): 2804-2816. https://doi.org/10.1016/j.actbio.2011.03.022

315- Tanaka, E., Miyawaki, Y., Tanaka, M., Watanabe, M., Lee, K., Pozo, R. D., e Tanne, K. 2000. Efeitos das forças de tração na expressão do colagénio tipo III na sutura interparietal do rato. Arquivos de Biologia Oral. 45(12): 1049-1057. https://doi.org/10.1016/S0003-9969(00)00083-2

316- Tang, J. B., Xu, Y., Ding, D., Wang, X. T. 2004. Expressão de genes para a produção de colagénio e ativação do gene NF-KB de tendões flexores *em* cicatrização *in vivo*. The Journal of Hand Surgery. 29(4): 564-570. https://doi.org/10.1016/j.jhsa.2003.12.019

317- Tao, K., Bai, X.-Z., Zhang, Z.-F., Shi, J.-H., Hu, X.-L., Tang, C.-W., Hu, D.-H., Han, J.-T. 2013. Construção da célula-semente de engenharia de tecidos (HaCaT-EGF) e análise das suas características biológicas. Jornal de Medicina Tropical da Ásia-Pacífico. 6(11): 893-896. https://doi.org/10.1016/S1995-7645(13)60159-5

318- Techetina, E. V., Kobayashi, M., Yasuda, T., Meijers, T., Pidoux, I., e Poole, A. R. 2007. A hipertrofia dos condrócitos pode ser induzida por uma sequência críptica de colagénio de tipo II e é acompanhada pela indução de MMP-13 e da atividade da colagenase: Implicações para o desenvolvimento e a artrite. Matrix Biology. 26(4): 247-258. https://doi.org/10.1016/j.matbio.2007.01.006

319- Teplicky, T., Gregorova, M., Kalafutova, A., Hanzel, O., Mateasik, A., Filova, B., Cunderlikova, B. 2023. Caracterização de matrizes de colagénio tipo I para culturas espaciais de células cancerígenas relevantes do ponto de vista fisiopatológico. Biophysical Chemistry. 293: 106944. https://doi.org/10.1016/j.bpc.2022.106944

320- Terui, G., Goto, T., Katsuta, M., Aoki, I., e Ito, H. 2009. Efeito da pioglitazona na função diastólica do ventrículo esquerdo e na fibrose do colagénio de tipo III em doentes diabéticos de tipo 2. Journal of Cardiology. 54(1): 52-58. https://doi.org/10.1016/j.jjcc.2009.03.004

321- Toniasso, D. P. W., Silva, C. G. D., Junior, B. D. S. B., Somacal, S., Emanuelli, T., Kubota, E. H., Dornelles, R. C. P., e Mello, R. 2022. Colagénio extraído de coelho: Carne e subprodutos: Isolamento e avaliação físico-química. Food Research International. 162(Parte A): 111967. https://doi.org/10.1016/j.foodres.2022.111967

322- Toumpoulis, I. K., Oxford, J. T., Cowan, D. B., Anagnostopoulos, C. E., Rokkas, C. K., Chamogeorgakis, T. P., Angouras, D. C., Shemin, R. J., Navab, M., Ericsson, M., Federman, M., Levitsky, S., e McCully, J. D. 2009. Expressão diferencial do colagénio tipo V e XI a-1 em aneurismas da aorta torácica ascendente humana. The Annals of Thoracic Surgery. 88(2): 506-513. https://doi.org/10.1016/j.athoracsur.2009.04.030

323- Tschaikowsky, M., Brander, S., Barth, V., Thomann, R., Rolauffs, B., Balzer, B. N., e Hugel, T. 2022. A superfície da cartilagem articular é prejudicada por uma perda de fibras de colagénio espessas e formação de colagénio de tipo I na osteoartrite precoce. Ata Biomaterialia. 146: 274-283. https://doi.org/10.1016/j.actbio.2022.04.036

324- Tsuzaki, M., Yamauchi, M., e Mechanic, G. L. 1990. Colagénios da polpa dentária bovina: Caracterização do colagénio dos tipos III e V. Arquivos de Biologia Oral. 35(3): 195-200. https://doi.org/10.1016/0003-9969(90)90055-F

325- Uchinaka, A., Yoshida, M., Tanaka, K., Hamada, Y., Mori, S., Maeno, Y., Miyagawa, S., Sawa, Y., Nagata, K., Yamamoto, H., e Kawaguchi, N. 2018. A superexpressão de colágeno tipo III no miocárdio lesionado previne a disfunção sistólica cardíaca, alterando o equilíbrio da distribuição de colágeno. O Jornal de Cirurgia Torácica e Cardiovascular. 156(1); 217-226. https://doi.org/10.1016/j.jtcvs.2018.01.097

326- Ueda, K., Shimizu, O., Oka, S., Saito, M., Hide, M., e Matsumoto, M. 2009. Distribuição da tenascina-C, fibronectina e colagénio dos tipos III e IV durante a regeneração da glândula submandibular do rato. Jornal Internacional de Cirurgia Oral e Maxilofacial. 38(1): 79-84. https://doi.org/10.1016/j.ijom.2008.11.004

327- Underwood, P. A., e Bean, P. A., e Whitelock, J. M. 1998. Inhibition of endothelial cell adhesion and proliferation by extracellular matrix from vascular smooth muscle cells: role of type V collagen. Atherosclerosis. 141(1): 141-152. https://doi.org/10.1016/S0021-9150(98)00164-6

328- Unsold, C., Pappano, W. N., Imamura, Y., Steiglitz, B. M., Greenspan, D. S. 2002. Processamento biossintético do heterotrímero de colagénio pro-α1(V)$_2$ pro-α2(V) pela proteína morfogenética óssea-1 e proproteínas conversoras do tipo furina. Journal of Biological Chemistry. 277(7): 5596-5602. https://doi.org/10.1074/jbc.M110003200

329- Uzel, S. G. M., e Buehler, M. J. 2011. Estrutura molecular, comportamento mecânico e mecanismo de falha do domínio de ligação cruzada C-terminal no colagénio tipo I. Jornal do Comportamento Mecânico de Materiais Biomédicos. 4(2): 153-161. https://doi.org/10.1016/j.jmbbm.2010.07.003

330- Veidal, S. S., Larsen, D. V., Chen, X., Sun, S., Zheng, Q., Bay-Jensen, A.-C., Leeming, D. J., Nawrocki, A., Larsen, M. R., Schett, G., e Karsdal, M. A. 2012. A degradação do colagénio tipo V mediada por MMP (C5M) está elevada na espondilite anquilosante. Clinical Biochemistry. 45(7-8): 541-546. https://doi.org/10.1016/j.clinbiochem.2012.02.007

331- Verma, S. K., Yaghoobi, H., Slaine, P., Baldwin, S. J., Rainey, J. K., Kreplak, L., Frampton, J. P. 2022. O desenho de contacto com vários pinos permite a produção de substratos de fibra de colagénio anisotrópicos para o alinhamento de fibroblastos e monócitos. Colloids and Surfaces B: Biointerfaces. 215: 112525. https://doi.org/10.1016/j.colsurfb.2022.112525

332- Verrecchia, F., e Mauviel, A. 2004. TGF-β e TNF-α: citocinas antagônicas que controlam a expressão do gene do colágeno tipo I. Sinalização celular. 16(8): 873-880. https://doi.org/10.1016/j.cellsig.2004.02.007

333- Vidal, C. M. P., Zhu, W., Manohar, S., Aydin, B., keiderling, T. A., Messersmith, P. B., Bedran-Russo, A. K. 2016. Interações colágeno-colágeno mediadas por proantocianidinas derivadas de plantas: Um estudo espetroscópico e de microscopia de força atómica. Ata Biomaterialia. 41: 110-118. https://doi.org/10.1016/j.actbio.2016.05.026

334- Viglio, S., Zoppi, N., Sangalli, A., Gallanti, A., Barlati, S., Mottes, M., Colombi, M., e Valli, M. 2008. Rescue of migratory defects of Ehlers-Danlos syndrome fibroblasts in vitro by type V collagen but not insulin-like binding protein-1. Journal of Investigative Dermatology. 128(8): 1915-1919.https://doi.org/10.1038/jid.2008.33

335- Wang, L., Liang, Q., Wang, Z., Xu, J., Liu, Y., e Ma, H. 2014. Preparação e caraterização de colagénios do tipo I e V da pele do esturjão de Amur (*Acipenser schrenckii*). Food Chemistry. 148: 410-414. https://doi.org/10.1016/j.foodchem.2013.10.074

336- Wang, Y., Resnick, M. B., Lu, S., Hui, Y., Brodsky, A. S., Yang, D., Yakirevich, E. e Wang, L. 2016. Colágeno tipo III α1 como um marcador imunohistoquímico diagnóstico útil para lesões fibroepiteliais da mama. Patologia Humana. 57: 176-181. https://doi.org/10.1016/j.humpath.2016.07.017

337- Wang, W., Ji, Y., Yang, W., Zhang, C., Angwa, L., Jin, B., Liu, J., Lv, M., Ma, W., Yang, J., e Wang, K. 2020. Os inibidores de proteínas de apoptose (IAPs) estão associados à diminuição do colagénio II induzida pela toxina T-2 em condrócitos de rato in vitro. Toxicon. 176: 34-43. https://doi.org/10.1016/j.toxicon.2020.01.002

338- Wang, C., Brisson, B. K., Terajima, M., Li, Q., Hoxha, K., Han, B., Goldberg, A. M., Liu, X. S., Marcolongo, M. S., Enomoto-Iwamoto, M., Yamauchi, M., Volk, S. W., e Han, L. 2020. O colágeno tipo III é um regulador chave da estrutura fibrilar do colágeno e da biomecânica da cartilagem articular e do menisco. Matrix Biology. 85-86: 47-67. https://doi.org/10.1016/j.matbio.2019.10.001

339- Wang, Y., Zhang, L., Liao, W., Tong, Z., Yuan, F., Mao, L., Liu, J., Gao, Y. 2023. A auto-montagem responsiva à concentração, pH e temperatura do colagénio tipo II não desnaturado: Cinética, termodinâmica, nanoestrutura e mecanismo molecular. Food Hydrocolloids. 137: 108424. https://doi.org/10.1016/j.foodhyd.2022.108424

340- Watanabe, T., Yasue, A. e Tanaka, E. 2014. O fator induzível por hipóxia-1α é necessário para a expressão de colágeno tipo I induzida por fator de crescimento transformador-β1, periostina e actina de músculo liso α em células do ligamento periodontal humano. Arquivos de Biologia Oral. 59(6): 595-600. https://doi.org/10.1016/j.archoralbio.2014.03.003

341- Wei, Z., Rolle, M. W., e Camesano, T. A. 2022. Ligação de LL37 e do domínio de ligação ao colagénio mediada por LL37 com colagénio de tipo I: Quantificação via QCM-D. Colloids and Surfaces B: Biointerfaces. 220: 112852. https://doi.org/10.1016/j.colsurfb.2022.112852

342- Wenstrup, R. J., Florer, J. B., Brunskill, E. W., Bell, S. M., Chervoneva, I., e Birk, D. E. 2004. O colagénio tipo V controla o início da montagem da fibrila de colagénio. Journal of Biological Chemistry. 279(51): 53331-53337. https://doi.org/10.1074/jbc.M409622200

343- Wenstrup, R. J., Smith, S. M., Florer, J. B., Zhang, G., Beason, D. P., Seegmiller, R. E., Soslowsky, L. J., e Birk, D. E. 2011. A regulação da nucleação de fibrilas de colagem e da montagem inicial de fibrilas envolve interacções coordenadas com os colagénios V e XI no desenvolvimento do tendão. Journal of Biological Chemistry. 286(23): 20455-20465. https://doi.org/10.1074/jbc.M111.223693

344- Wienen, F., Nilson, R., Allmendinger, E., Graumann, D., Fiedler, E., Bosse-Doenecke, E., Kochanek, S., Krutzke, L. 2023. Redireccionamento baseado em afilina de vectores adenovirais para o recetor do fator de crescimento epidérmico. Biomaterials Advances. 144: 213208. https://doi.org/10.1016/j.bioadv.2022.213208

345- Williams, K. E., e Olsen, D. R. 2009. Reconhecimento e ligação do local de clivagem da matriz metaloproteinase-1 no colagénio humano tipo III de comprimento total. Matrix Biology. 28(6): 373-379. https://doi.org/10.1016/j.matbio.2009.04.009

346- Wilson, A. V., Costigliolo, F., Farris, A. B., Rengen, R., e Arend, L. J. 2021. Glomerulopatia de colagénio tipo III. Relatórios internacionais da Kideny. 6(6): 1738-1742. https://doi.org/10.1016/j.ekir.2021.03.887

347- Wilson, S. E., Shiju, T. M., Sampaio, L. P., Hilgert, G. S. L. 2022. Modulação do feedback negativo do TGF beta no colagénio tipo IV dos fibroblastos da córnea: Um sistema modulador de fibrose provavelmente ativo em outros órgãos. Matrix Biology. 109, 162-172. https://doi.org/10.1016/j.matbio.2022.04.002

348- Wisniewski, D. J., Liyasoca, M. S., Korrapati, S., Zhang, X., Ratnayake, S., Chen, Q., Gilbert, S. F., Catalano, A., Voeller, D., Meerzaman, D., Guha, U., Porat-Shliom, N., Annunziata, C. M., e Lipkowitz, S. 2023. Flotillin-2 regula a ativação do recetor do fator de crescimento epidérmico, a degradação por ubiquitinação mediada por Cbl e o crescimento do cancro. Journal of Biological Chemistry. 299(1): 102766. https://doi.org/10.1016/j.jbc.2022.102766

349- Wong, R. W. C., e Guillaud, L. 2004. O papel do fator de crescimento epidérmico e dos seus receptores no SNC dos mamíferos. Cytokine and Growth Fator Reviews. 15(2-3): 147-156. https://doi.org/10.1016/j.cytogfr.2004.01.004

350- Wu, J.-J., Wei, M. A., Kim, L. S., e Eyre, D. R. 2010. Colagénio tipo III, um modificador da rede de fibrilhas na cartilagem articular. Journal of Biological Chemistry. 285(24): 18537-18544. https://doi.org/10.1074/jbc.M110.112904

351- Wu, J.F., Matsuo, N., Sumiyoshi, H., Yoshioka, H. 2010. Sp7/Osterix está envolvido na regulação positiva do gene do colagénio pró-α1(V) do rato (*Col5a1*) em células osteoblásticas. Matirx Biology. 29(8): 701-706. https://doi.org/10.1016/j.matbi0.2010.09.002

352- Wu, Y.-F., Matsuo, N., Sumiyoshi, H., Yoshioka, H. 2010. Sp7/Osterix regula positivamente o gene do colagénio pró-α3(V) do rato (*Col5a3*) durante a diferenciação dos osteoblastos. Biochemical and Biophysical Research Communications. 394(3): 503-508. https://doi.org/10.1016/j.bbrc.2010.02.171

353- Wu, B., Cheng, K., Liu, M., Liu, J., Jiang, D., Ma, S., Yan, B., e Lu, Y. 2022. Construção de modelo hiperelástico do ligamento periodontal humano baseado na distribuição das fibras de colagénio. Journal of the Mechanical Behavior of Biomedical Materials (Jornal do Comportamento Mecânico de Materiais Biomédicos). 135: 105484. https://doi.org/10.1016/j.jmbbm.2022.105484

354- Xiao, J., Sun, X., Madhan, B., Brodsky, B., Baum, J. 2015. Estudos de RMN demonstram uma composição única de AAB e registo de cadeia para um péptido modelo de colagénio heterotrimérico do tipo IC contendo um local de interrupção natural. O Jornal de Química Biológica. 290(40): 24201-24209. https://doi.org/10.1074/jbc.m115.654871

355- Xu, R., Zheng, L., Su, G., Luo, D., Lai, C., e Zhao, M. 2021. Solubilidade proteica, estrutura secundária e alterações da microestrutura em dois tipos de colagénio tipo II não desnaturado sob diferentes condições de digestão gastrointestinal. Food Chemistry. 343: 128555.https://doi.org/10.1016/j.foodchem.2020.128555

356- Yamaguchi, T., Kato, Y., Okuda, T., Rokushima, M., Izawa, T., Kuwamura, M., e Yamate, J. 2018. A visualização de células específicas produtoras de colagénio por ratinhos transgénicos Col1-GFP revelou novas células produtoras de colagénio tipo I que não os fibroblastos em órgãos/tecidos sistémicos. Biochemical and Biophysical Research Communications. 505(1): 267-273. https://doi.org/10.1016/j.bbrc.2018.09.082

357- Yamazaki, S., Su, Y., Maruyama, A., Makinoshima, H., Suzuki, J., Tsuboi, M., Goto, K., Ochiai, A., e Ishii, G. 2020. A captação de colágeno tipo I via macropinocitose causa ativação de mTOR e resistência a drogas anticâncer. Comunicações de Pesquisa Bioquímica e Biofísica. 526(1): 191-198. https://doi.org/10.1016/j.bbrc.2020.03.067

358- Yan, X., Hao, X., Nie, Q., Feng, C., Wang, H., Sun, Z., Niu, R., e Wang, J. 2015. Efeitos do flúor na ultra-estrutura e expressão do colagénio tipo I em tecido duro de rato. Chemosphere. 128: 36-41. https://doi.org/10.1016/j.chemosphere.2014.12.090

359- Yan, Y., Du, C., Duan, X., Yao, X., Wan, J., Jiang, Z., Qin, Z., Li, W., Pan, L., Gu, Z., Wang, F., Wang, M., e Qin, Z. 2022. Inibição da produção de colagénio I e colonização de células tumorais no pulmão através do carregamento de miR-29a-3p de nanovesículas à base de exossomas/lipossomas. Ata Pharmaceutical Sinica B. 12(2); 939-951. https://doi.org/10.1016/j.apsb.2021.08.011

360- Yang, C., Park, A. C., Davis, N. A., Russell, J. D., Kim, B., Brand, D. D., Lawrence, M. J., Ge, Y., Westphall, M. S., Coon, J. J., Greenspan, D. S. 2012. Mapeamento abrangente de espetrometria de massa dos resíduos de aminoácidos hidroxilados da cadeia de colágeno α1 (V). Jornal de Química Biológica. 287(48): 40598-40610. https://doi.org/10.1074/jbc.M112.406850

361- Yang, L., Wu, H., Lu, L., He, Q., Xi, B., Yu, H., Luo, R., Wang, Y., e Zhang, X. 2021. Um revestimento mimético de matriz extracelular (ECM) sob medida para stents cardiovasculares por montagem gradual de ácido hialurônico e colágeno humano tipo III recombinante. Biomaterials. 276: 121055. https://doi.org/10.1016/j.biomaterials.2021.121055

362- Yang, Y., Ritchie, A. C., e Everitt, N. M. 2021. Usando colágeno humano recombinante tipo III para construir uma série de andaimes altamente porosos para regeneração de tecidos. Colloids and Surfaces B: Biointerfaces. 208: 112139. https://doi.org/10.1016/j.colsurfb.2021.112139

363- Yang, M.-Y., Lin, Y.-J., Han, M.-M., Bi, Y.-Y., He, X.-Y., Xing, L., Jeong, J.-H., Zhou, T.-J., e Jiang, H.-L. 2022. Alvo de colagénio patológico e lioposomas penetrantes para a terapia da fibrose pulmonar idiopática. Journal of Controlled Release. 351: 623-637. https://doi.org/10.1016/j.jconrel.2022.09.054

364- Yano, H., Hamanaka, R., Nakamura, M., Sumiyoshi, H., Matsuo, N., e Yoshioka, H. 2012. A via Smad, mas não MAPK, medeia a expressão de colagénio tipo I na fibrose induzida por radiação. Comunicações de Investigação Bioquímica e Biofísica. 418(3): 457-463. https://doi.org/10.1016/j.bbrc.2012.01.039

365- Yao, L., e Flynn, N. 2018. As células condrogênicas derivadas de células-tronco da polpa dentária demonstram motilidade celular diferencial em hidrogéis de colágeno tipo I e tipo II. The Spine Journal 18 (6): 1070-1080. https://doi.org/10.1016/j.spinee.2018.02.007

366- Yaoi, Y., Hashimoto, K., Takahara, K., e Kato, I. 1991. A insulina liga-se ao colagénio de tipo V com retenção da atividade mitogénica. Experimental Cell Research. 194(2): 180-185. https://doi.org/10.1016/0014-4827(91)90351-T

367- Yasuda, T., Tchetina, E., Ohsawa, K., Roughley, P. K., Wu, W., Mousa, A., Ionescu, M., Pidoux, I., e Poole, A. R. 2006. Os péptidos de colagénio de tipo II podem induzir a clivagem de colagénio de tipo II e aggrecan na cartilagem articular. Matrix Biology. 25(7): 419-429. https://doi.org/10.1016/j.matbio.2006.06.004

368- Yasuda, T. 2012. A ativação da proteína quinase activada por mitogénio p38 é inibida pelo hialuronano através da molécula de adesão intercelular-1 em condrócitos articulares estimulados com péptido de colagénio de tipo II. Journal of Pharmacological Sciences. 118(1): 25-32. https://doi.org/10.1254/jphs.11044FP

369- Yen, C.-L., Li, Y.-J., Wu, H.-H., Weng, C.-H., Lee, C.-C., Chen, Y.-C., Chang, M.-Y., Yen, T.-H., Hsu, H.-H., Hung, C.-C., Yang, C.-W., e Tian, Y.-C. 2016. A estimulação do fator de crescimento transformador-beta-1 e o contacto com o colagénio de tipo I facilitam cooperativamente a transdiferenciação irreversível nas células tubulares proximais. Biomedical Journal. 39(1); 39-49. https://doi.org/10.1016/j.bj.2015.08.004

370- Yokota, T., McCourt, J., Ma, F., Ren, S., Li, S., Kim, T.-H., Kurmangaliyev, Y. Z., Nasiri, R., Ahadian, S., Nguyen, T., Tan, X. H. M., Zhou, Y., Wu, R., Rodriguez, A., Cohn, W., Wang, Y., Whitelegge, J., Ryazantsev, S., e Deb, A. 2020. O colágeno tipo V no tecido cicatricial regula o tamanho da cicatriz após lesão cardíaca. Cell. 182(3): 545-562. https://doi.org/10.1016/j.cell.2020.06.030

371- Yu, Z., Visse, R., Inouye, M., Nagase, H., e Brodsky, B. 2012. Definição de requisitos para a clivagem da colagenase no colagénio tipo III utilizando um sistema de colagénio bacteriano. Journal of Biological Chemistry. 287(27): 22988-22997. https://doi.org/10.1074/jbc.M112.348979

372- Yu, E.-M., Ma, L.-L., Ji, H., Li, Z.-F., Wang, G.-J., Xie, J., Yu, D.-G., Kaneko, G., Tian, J.-J., Zhang, K., e Gong, W.-B. 2019. Regulação dependente de Smad4 da expressão de colágeno tipo I no músculo da carpa capim alimentada com feijão faba. Gene. 68: 32-41. https://doi.org/10.1016/j.gene.2018.10.074

373- Yue, C., Ding, C., Su, J., e Cheng, B. 2022. Efeito dos iões de cobre e zinco na auto-montagem do colagénio tipo I. International Journal of Polymer Analysis and Characterization. https://doi.org/10.1080/1023666X.2022.2093569

374- Xiong, X., Ghosh, R., Hiller, E., Drepper, F., Knapp, B., Brunner, H., e Rupp, S. 2009. Um novo procedimento para a purificação rápida e de alto rendimento do colagénio de tipo I para a engenharia de tecidos. Process Biochemistry. 44(11): 1200-1212. https://doi.org/10.1016/j.procbio.2009.06.010

375- Xu, X., Wang, Z., e Zan, T. 2019. Um caso de síndrome de Ehlers-Danlos que se apresenta com cicatrizes atróficas alargadas na testa, cotovelo, joelho e área pré-tibial: Um relato de caso. Medicine (Baltimore). 98: e17138. https://doi.org/10.1097/md.0000000000017138

376- Xu, R., Zheng, L., Su, G., Zhao, M., Yang, Q., e Wang, J. 2022. As interacções electrostáticas com polissacáridos aniónicos reduziram a degradação do colagénio tipo II não desnaturado solúvel em pepsina durante a digestão gástrica a pH 2,0. Food Hydrocolloids. 122: 107107. https://doi.org/10.1016/j.foodhyd.2021.107107

377- Zaffiri, L., Shah, R. J., Stearman, R. S., Rothhaar, K., Emtiazjoo, A. M., Yoshimoto, M., Fisher, A. J., Mickler, E. A., Gartenhaus, M. D., Coorte, L. T. O. G., Diamond, J. M., Geraci, M. W., Christie, J. D. e Wilkes, D. S. 2019. O colágeno tipo V é um sinal de perigo associado à disfunção primária do enxerto no transplante de pulmão. Imunologia de transplante. 56: 101224. https://doi.org/10.1016/j.trim.2019.101224

378- Zeisberg, M., Ericksen, M. B., Hamano, Y., Neilson, E. G., Ziyadeh, F., Kalluri, R. 2002. Expressão diferencial de isoformas de colagénio de tipo IV em células endoteliais e mesangiais glomerulares de rato. Biochemical and Biophysical Research Communications. 295(2), 401-407. https://doi.org/10.1016/S0006-291X(02)00693-9

379- Zeng, Z. Z., Cohen, A. M., Guillem, J. G. 1999. A perda de colagénio tipo IV da membrana basal está associada ao aumento da expressão de metaloproteinase 2 e 9 (MMP-2 e MMP-9) durante a tumorigénese colorrectal humana. Carcinogenesis. 20: 749-755. https://doi.org/10.1093/carcin/20.5.749

380- Zhang, Q., Wang, P.-C., e Murasawa, Y. 2009. O papel do colagénio tipo V no rim patológico. Journal of Bioscience and Bioengineering. 108(1): S10-S11. https://doi.org/10.1016/j.jbiosc.2009.08.039

381- Zhang, K., Li, J. A., Deng, K., Liu, T., Chen, J. Y., Huang, N. 2013. A endotelização e a hemocompatibilidade da multicamada funcional na superfície de titânio construída com colágeno tipo IV e heparina. Colloids Surf B. 138: 295-304. https://doi.org/10.1016/j.colsurfb.2012.12.053

382- Zhang, J., Jeevithan, E., Bao, B., Wang, S., Gao, K., Zhang, C., e Wu, W. 2016. Caracterização estrutural, avaliação da toxicidade sistémica aguda in-vivo e propriedades de absorção intestinal in-vitro do ácido da pele de tilápia (*Oreochromis niloticus*) e do colagénio tipo I solubilizado com pepsina. Process Biochemistry. 51(12): 2017-2025. https://doi.org/10.1016/j.procbio.2016.08.009

383- Zhang, X., Chen, Y.-R., Zhao, Y.-L., Liu, W.-W., Hayashi, T., Mizuno, K., Hattori, S., Fujisaki, H., Ogura, T., Onodera, S., e Ikejima, T. 2019. O colágeno tipo I ou a gelatina estimulam os macrófagos peritoneais de camundongos a agregar e produzir moléculas pró-inflamatórias através de níveis aumentados de ROS. Imunofarmacologia Internacional. 76: 105845. https://doi.org/10.1016/j.intimp.2019.105845

384- Zhang, M., Zhao, D., Zhu, S., Nian, Y., Xu, X., Zhou, G., e Li, C. 2020. O sobreaquecimento induziu alterações estruturais do colagénio de tipo I e prejudicou a digestibilidade das proteínas. Food Research International. 134: 109225. https://doi.org/10.1016/j.foodres.2020.109225

385- Zhang, H., Chen, X., Xue, P., Ma, X., Li, J., Zhang, J. 2021. FN1 promove a diferenciação de condrócitos e a produção de colágeno via via TGF-β / PI3K / Akt em camundongos com fratura femoral. Gene. 769: 145253. https://doi.org/10.1016/j.gene.2020.145253

386- Zhang, Y., Li, Y., Liu, X., Wang, Y., Tang, H., Qu, L., Shang, Y., e Chen, W. 2022. Avaliação quantitativa da degradação do colagénio em couro arqueológico por RMN de estado sólido. Journal of Cultural Heritage. 58: 179-185. https://doi.org/10.1016/j.culher.2022.10.005

387- Zhao, G.-M., Zhang, G.-Y., Bai, X.-Y., Yin, F., Ru, A., Yu, X.-L., Zhao, L.-J., e Zhu, C.-Z. 2022. Efeitos da regulação assistida por NaCl nas propriedades emulsionantes do colagénio tipo I induzido pelo calor. Food Research International. 159: 111599. https://doi.org/10.1016/j.foodres.2022.111599

388- Zhao, Y., Bai, L., Yao, R., Sun, Y., Hang, R., Chen, X., Wang, H., Yao, X., Xiao, Y., e Hang, R. 2022. A rede nanoporosa decorada com colagénio tipo I na superfície do implante de titânio promove a osseointegração através da mediação da imunomodulação, angiogénese e osteogénese. Biomaterials. 288: 121684. https://doi.org/10.1016/j.biomaterials.2022.121684

389- Zhao, Y., Lu, K., Piao, X., Song, Y., Wang, L., Zhou, R., Gao, P., Khong, H. Y. 2023. Colagénios para fortificação de surimi gen: Efeitos dependentes do tipo e a diferença entre o tipo I e o tipo II. Food Chemistry. 407: 1355157. https://doi.org/10.1016/j.foodchem.2022.135157

390- Zhou, R., Wang, C., Wen, C., Wang, D. 2017. miR-21 promove a produção de colagénio em queloide via Smad7. Burns. 43(3): 555-561. https://doi.org/10.1016/j.burns.2016.09.013

391- Zhou, B., Tu, T., Gao, Z., Wu, X., Wang, W., e Liu, W. 2021. Montagem de fibrilas de colágeno prejudicada em quelóides com expressão aumentada de lumican e colágeno V. Archives of Biochemistry and Biophysics. 697: 108676. https://doi.org/10.1016/j.abb.2020.108676

392- Zhou, X., Cheng, X., Xing, D., Ge, Q., Li, Y., Luan, X., Gu, N., e Qian, Y. 2021. Quelação de iões Ca, incorporação de colagénio I e arquitetura electrospun 3D biónica PLGA/PCL para melhorar a diferenciação osteogénica. Materiais e Design. 198: 109300. https://doi.org/10.1016/j.matdes.2020.109300

393- Zhu, J., Cole, F., Woo-Rasberry, V., Fang, X. R., e Chiang, T. M. 2007. Interação colagénio-plaquetas do tipo I e do tipo III: Inibição por péptidos receptores específicos do tipo. Thrombosis Research. 119(1): 111-119. https://doi.org/10.1016/j.thromres.2005.11.012

394- Zhu, L., Li, J., Wang, Y., Sun, X., Li, B., Poungchawanwong, S., e Hou, H. 2020. Características estruturais e propriedades de auto-montagem de colágenos tipo II das cartilagens de skate e esturjão. Química Alimentar. 331: 127340. https://doi.org/10.1016/j.foodchem.2020.127340

395- Ziats, N. P., e Anderson, J. M. 1993. Ligação das células endoteliais vasculares humanas e inibição do crescimento pelo colagénio tipo V. Journal of Vascular Survety. 17(4): 710-718. https://doi.org/10.1016/0741-5214(93)90115-3

ÍNDICE DE CONTEÚDOS

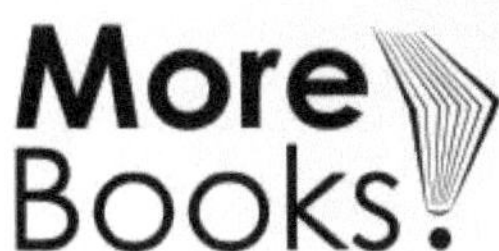

More
Books!

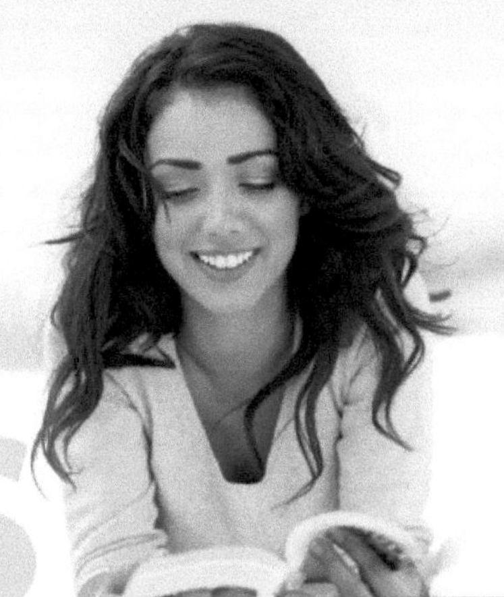

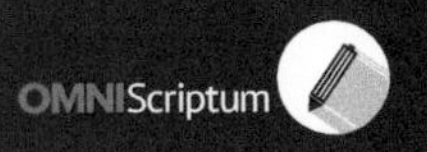

info@omniscriptum.com
www.omniscriptum.com
OMNIScriptum

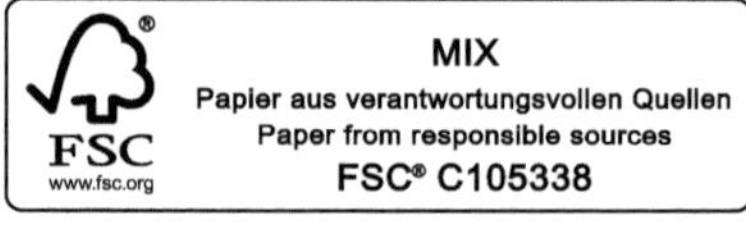

Printed by Books on Demand GmbH, Norderstedt / Germany